Nadezhda Cvetkova

Papillen- OCT bei Kindern und Erwachsenen

Nadezhda Cvetkova

Papillen- OCT bei Kindern und Erwachsenen

Südwestdeutscher Verlag für Hochschulschriften

Impressum / Imprint
Bibliografische Information der Deutschen Nationalbibliothek: Die Deutsche Nationalbibliothek verzeichnet diese Publikation in der Deutschen Nationalbibliografie; detaillierte bibliografische Daten sind im Internet über http://dnb.d-nb.de abrufbar.
Alle in diesem Buch genannten Marken und Produktnamen unterliegen warenzeichen-, marken- oder patentrechtlichem Schutz bzw. sind Warenzeichen oder eingetragene Warenzeichen der jeweiligen Inhaber. Die Wiedergabe von Marken, Produktnamen, Gebrauchsnamen, Handelsnamen, Warenbezeichnungen u.s.w. in diesem Werk berechtigt auch ohne besondere Kennzeichnung nicht zu der Annahme, dass solche Namen im Sinne der Warenzeichen- und Markenschutzgesetzgebung als frei zu betrachten wären und daher von jedermann benutzt werden dürften.

Bibliographic information published by the Deutsche Nationalbibliothek: The Deutsche Nationalbibliothek lists this publication in the Deutsche Nationalbibliografie; detailed bibliographic data are available in the Internet at http://dnb.d-nb.de.
Any brand names and product names mentioned in this book are subject to trademark, brand or patent protection and are trademarks or registered trademarks of their respective holders. The use of brand names, product names, common names, trade names, product descriptions etc. even without a particular marking in this works is in no way to be construed to mean that such names may be regarded as unrestricted in respect of trademark and brand protection legislation and could thus be used by anyone.

Coverbild / Cover image: www.ingimage.com

Verlag / Publisher:
Südwestdeutscher Verlag für Hochschulschriften
ist ein Imprint der / is a trademark of
OmniScriptum GmbH & Co. KG
Heinrich-Böcking-Str. 6-8, 66121 Saarbrücken, Deutschland / Germany
Email: info@svh-verlag.de

Herstellung: siehe letzte Seite /
Printed at: see last page
ISBN: 978-3-8381-3774-2

Zugl. / Approved by: Regensburg, Universitätsklinik, Dissertation, 2013

Copyright © 2014 OmniScriptum GmbH & Co. KG
Alle Rechte vorbehalten. / All rights reserved. Saarbrücken 2014

Inhaltsverzeichnis

1. Hintergrund..4

2. Einleitung..5

2.1 Definition..5

2.2 Einteilung der Glaukomtypen..5

2.3 Epidemiologie..7

2.4 Diagnostik...9

2.5 Papillenmorphologie..10

2.5.1 Größe der Papille...11

2.5.2 Papillenform..15

2.5.3 Fläche des neuroretinalen Randsaums...............................16

2.5.4 Form des neuroretinalen Randsaums.................................16

2.5.5 Papillenblässe..17

2.5.6 Form und Tiefe der Exkavation...17

2.5.7 Cup- Disk- Ratio...20

2.5.8 PositiondesGefäßstammes..20

2.5.9 Papillenblutungen...22

2.5.10 Gefäßabknickung..23

2.5.11 Zirkumlineare Gefäße..24

2.5.12 Sichtbarwerden der Poren der Lamina cribrosa..24

2.6 Zielsetzung..25

3 Papillenbeurteilung und ihr Stellenwert in der Diagnose der Glaukome..26

3.1 Ethnischer Ursprung der Patienten als Risikofaktor.............................26

3.2 Das Geschlecht als Risikofaktor..28

3.3 Das Alter als Risikofaktor..29

3.4 Die Myopie als Risikofaktor...30

3.5 Die retinale Nervenfaserschicht und ihre Bedeutung für das Screening des Glaukoms..31

4. Patienten, Methoden und statistische Auswertung der Ergebnisse..............32

4.1 Patienten..32

4.2 Untersuchungsmethoden..33

4.2.1 Refraktion in Zykloplegie..33

4.2.2 *IOL- Master-* Untersuchung..33

4.2.3 Aufnahme der Papille mittels *Spectralis- OCT*...................................34

4.2.4 Messung des intraokularen Drucks..37

4.3 Statistische Auswertung der Ergebnisse..37

5. Darstellung der eigenen Ergebnisse..40

5.1 Kinder ohne und mit Glaukomen...40

5.2 Erwachsene ohne und mit Glaukomen..44

6. Diskussion...53

7. Blick in die Zukunft..60

8. Kurzzusammenfassung...61

9. Abbildungsverzeichnis...65

10. Literaturverzeichnis..68

11. Danksagung..79

1. Hintergrund

Die optische Kohärenztomografie *(OCT)-* Untersuchung ist heutzutage eine anerkannte Methode für die Beurteilung der Papillenmorphologie. Es wurden zahlreiche Studien durchgeführt, die sich mit dem Thema befassten, ob die *OCT-* Aufnahmen der retinalen Nervenfaserschicht geeignet sind für die Diagnostik und für die Verlaufskontrolle der Glaukomerkrankung bei Erwachsenen. Das Ziel dieser Studie war es festzustellen, ob diese Art von Untersuchung auch für Kinder geeignet ist und in wie weit die Papillenmorphologie und die retinale Nervenfaserschicht durch die Aufnahmen beurteilbar sind. Deswegen wurden in dieser Studie zwei Gruppen von Kindern untersucht, solche mit kongenitalem Glaukom und solche, bei denen keine Auffälligkeiten der Augen bekannt sind. Die Ergebnisse wurden mit den Messungen bei Erwachsenen mit Glaukomen und denjenigen bei gesunden erwachsenen Probanden verglichen.

2. Einleitung

2.1 Definition

Glaukome sind definiert als eine progrediente Optikopathie mit Verlust visueller Funktionen. Ein erhöhter intraokularer Druck *(IOD)* ist der Hauptrisikofaktor für die Entwicklung eines Glaukoms. Ein erhöhter Augeninnendruck kann auch isoliert, ohne morphologische oder funktionelle Anzeichen für ein Glaukom vorkommen. Dies wird als okuläre Hypertension bezeichnet. Umgekehrt besteht bei 40% bis 50% der Patienten mit glaukomatöser Optikusatrophie kein erhöhter *IOD*. Die erhöhten Augeninnendruckwerte führen zu peripheren Nervenfaserausfällen, während der zentrale Visus lange Zeit unbeeinträchtigt bleibt. Die Glaukome führen zu Gesichtsfelddefekten, wenn ca. 30% der Fasern zerstört sind. [1]

2.2 Einteilung der Glaukomtypen

Die Einteilung der Glaukome kann nach verschiedenen Gesichtspunkten geschehen. Die Hauptkriterien sind die Ätiologie des Augeninnendruckanstiegs, z.B. durch vorliegende Grunderkrankungen, und der Pathomechanismus, der zur Störung des Kammerwasserabflusses führt. Abhängig von der Ätiologie können die Glaukomkrankheiten in primäre und sekundäre Glaukome unterteilt werden. Bei dem Primärglaukom sind keine anderen Augen- und Allgemeinerkrankungen als Ursache bekannt, während bei den sekundären Formen eine Grunderkrankung vorliegt.

Der Pathomechanismus ist mit der Beeinträchtigung des Kammerwasserabflusses verbunden. Mittels Gonioskopie werden zwei große Gruppen unterschieden: Offenwinkel und Winkelblockglaukome. In unserer Studie wurden in der Gruppe der erwachsenen Probanden nur Patienten mit Offenwinkelglaukom eingeschlossen. In der Gruppe der Kinder ist eine Sonderform der Glaukome zu betrachten: das kongenitale, kindliche Glaukom. Das kongenitale Glaukom tritt meist spontan auf. Es werden auch vererbte Fälle beobachtet, die häufig durch Mutationen im Gen *CYP1B1* hervorgerufen werden, das für das Enzym Cytochrome *P450 1B1* kodiert. Diese Veränderungen führen zu einer verminderten Aktivität des Enzyms und dadurch wahrscheinlich zu einem verminderten Umsatz eines noch unbekannten Metaboliten, der eine wichtige Rolle für die Differenzierung von Trabekelwerk und Schlemm- Kanal spielt. Weiterhin wurden Mutationen im „latent transforming growth factor beta binding protein 2" *(LTBP2)* oder im Transkriptionsfaktor *FOXC1* beschrieben. [2]

Das Trabekelwerk entwickelt sich aus Zellen der Neuralleiste, die während der embryonalen und fetalen Entwicklung des Auges zum Kammerwinkel wandern. Die Bildung typischer Lamellen des Trabekelwerks ist erforderlich zur Differenzierung der trabekulären Abflusswege des Kammerwassers. Das Einwachsen des Schlemm-Kanals und die Rückverlagerung der Iriswurzel sind andere wichtige Faktoren. Diese Prozesse können beim primären kongenitalen Glaukom gestört sein, was zu einer Erhöhung des Abflusswiderstandes für das Kammerwasser und des intraokularen Drucks bei der Geburt führt. [2]

Es werden das echte kongenitale Glaukom mit intrauteriner Augeninnendruckerhöhung, das infantile Glaukom mit einer Manifestation vor dem dritten Lebensjahr und das juvenile Glaukom mit einem Augeninnendruckanstieg nach dem dritten, aber vor dem 16. Lebensjahr unterschieden. [3]

In den ersten Lebensjahren führt jede pathologische Augeninnerdruckerhöhung zu einer Dilatation der Bulbuswand, insbesondere der Hornhaut. Es entsteht der charakteristische „Buphthalmus". Oft haben die Kinder tränende Augen und zeigen erhöhte Lichtempfindlichkeit mit entsprechendem Augenkneifen. Bei bestehendem Glaukomverdacht ist eine exakte Beurteilung in Sedierung oder Narkose notwendig. Wichtige diagnostische Kriterien sind die Messung des intraokularen Drucks, nach Möglichkeit applanatorisch zu ermitteln, die Messung der Bulbuslänge, die

Ophthalmoskopie der Papille, die Inspektion der Hornhaut und die Gonioskopie des Kammerwinkels. Bei Kindern kann die glaukomatöse Exkavation nach erfolgreicher Trabekulektomie reversibel sein. Bei der Inspektion kann die Hornhaut aufgrund des Epithelödems diffus weißlich getrübt erscheinen. Durch Risse in der Descement-Membran können sich Epithel- und Stromaödem noch verstärken. Charakteristisch ist die horizontale oder zirkuläre Anordnung der verheilten Risse in der Descementmembran, die als *Haab- Linien* bezeichnet werden. Eine Vergrößerung des Hornhautdurchmessers auf Werte von größer 10,5mm muss an ein kindliches Glaukom denken lassen. [4] Bei der Gonioskopie beobachtet man einen nicht ausdifferenzierten Kammerwinkel, was ein entscheidender Hinweis für die korrekte ätiologische Einordnung ist.

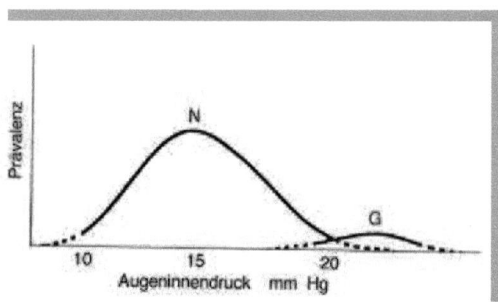

Abb. 1 Theoretische Verteilung der Augeninnendruckwerte bei Erwachsenen ohne Glaukom (N) und bei Glaukompatienten (G). Überlappung der beiden Gruppen. Die gestrichelten Linien markieren den Bereich der unsicheren Zuordnung in den Randverteilungen beider Gruppen. [6]

2.3 Epidemiologie

Die Offenwinkelglaukome sind eine Erkrankung des Alters. Die Prävalenz verdoppelt sich mit jeder Lebensdekade ab dem 60. Lebensjahr. Weltweit gehört das Glaukom zu den häufigsten Erblindungsursachen. In den Industrieländern ist die Glaukomkrankheit an dritter Stelle hinter der Makuladegeneration und der diabetischen Retinopathie. In den Entwicklungsländern befindet sie sich an zweiter Stelle hinter der Katarakt. [6]

Bei rund 900.000 Patienten in Deutschland liegt ein primäres Offenwinkelglaukom vor. Etwa 50% der Patienten wissen nicht, dass sie an dieser Krankheit leiden. Ca. 16 500 sind beidseitig an den Folgen der Krankheit nach dem Gesetz erblindet. Die unten dargestellten Tabellen zeigen die Prävalenz des primären Offenwinkelglaukoms und des intraokularen Drucks sowie das Risiko von Patienten mit erhöhtem intraokularem Druck im Laufe der Zeit ein primäres Offenwinkelglaukom zu entwickeln. [6]

IOD (mmHg)	POWG (%)
16- 21	1,5
23- 29	8,0
>30	25

Abb. 2 Verhältnis der Prävalenz des primären Offenwinkelglaukoms *(POWG)* und des intraokularen Drucks *(IOD)* [6]

IOD (mmHg)	Entwicklung von Gesichtsfelddefekten in %	Relatives Risiko
21- 25	2,7	1,0
26- 30	12,0	4,4
> 30	41,2	15,3

Abb. 3 Longitudinales Risiko des primären Offenwinkelglaukoms bei Personen mit okulärer Hypertension [6]

2.4 Diagnostik

Die Schäden, die durch ein Glaukom verursacht wurden, sind nicht reversibel. Deswegen spielt die Früherkennung der Erkrankung eine wesentliche Rolle. Die Diagnostik beinhaltet Folgendes:

- Genaue Anamnese.

- Goldstandard für die Augeninnendruckmessung ist die Applanationstonometrie nach Goldmann. Die Hornhautdicke kann das Ergebnis dieser Applanationstonometrie beeinflussen. Der Augeninnendruck kann auch mittels Non- Contact- Tonometrie ermittelt werden.

- Spaltlampenuntersuchung des vorderen Augenabschnitts.

- Kammerwinkeluntersuchung durch Gonioskopie.

- Funktionelle Untersuchungen wie die Gesichtsfelduntersuchung z.B. durch die kinetische Goldmann- Perimetrie. Charakteristischer Befund ist die parazentrale Gesichtsfeldeinschränkung mit bogenförmigen Skotomen (*Bjerrum- Skotom*). Eine andere funktionelle Untersuchung stellt die automatische Standardperimetrie dar, bei der weiße Lichtpunkte auf einem weißen Untergrund angeboten werden. Diese Form der Perimetrie wird computergestützt und automatisch durchgeführt. Hierbei erfolgt die Messung der Helligkeitsempfindlichkeit in der Regel innerhalb des $30°$-Gesichtsfeldes. Eine Sonderform der automatischen Perimetrie ist die so genannte Blau- Gelb- Perimetrie. Dabei wird dem Patienten in der mit einem gelblichen Licht ausgeleuchteten Halbkugel ein blauer Lichtreiz dargeboten. Die Blau- Gelb- Perimitrie ist empfindlicher als die automatische Standardperimetrie und ermöglicht die Erfassung von frühesten Gesichtsfeldschädigungen. Ein weiteres Verfahren ist die Frequenzverdopplungsperimetrie. Bei dieser Methode werden dem Auge wechselnde Streifenmuster angeboten. Hierdurch wird die Kontrastempfindlichkeit für bewegte Reize geprüft. Die Untersuchung hat eine geringere örtliche Auflösung als die Blau- Gelb- oder die Standardperimetrie, ist aber eine gute Methode für eine schnelle Überprüfung auf bestehende Gesichtsfeldschäden.

- Die Papillenbeurteilung hat nach wie vor den größten Stellenwert für die Erkennung der ersten Glaukomzeichen. Hierzu kommen zum Einsatz die Ophthalmoskopie, die Fotografie, die Planimetrie, die Scanning- Laser- Tomographie, die Optische Kohärenztomographie, etc.

2.5 Papillenmorphologie

Papillenveränderungen sind pathognomonisch für das Glaukom. Veränderungen der Papillenmorphologie sind ein massiver Hinweis für das Fortschreiten der Erkrankung. In den frühen Stadien des Glaukoms sind sie sogar sensitiver als die Veränderungen des Gesichtsfelds.

Der Sehnerv ist aus den Axonen der retinalen Ganglienzellen aufgebaut. Bei einem Schaden des Sehnerven entstehen Veränderungen in der Ganglienzellschicht und in der Nervenfaserschicht der Retina, in der intrapapillären Region und im Sehnerv selbst. Typisch für das Glaukom sind die charakteristischen Veränderungen im Bereich der Nervenfaserschicht, aber auch atrophische Veränderungen der tiefen Schichten der Retina und des retinalen Pigmentepithels in der parapapillären Region.

Es ist notwendig, die einzelnen Charakteristika der Morphologie der Papille zu analysieren, um eine normale Papille von einer glaukomatös veränderten unterscheiden zu können.

2.5.1 Größe der Papille

Die Papillenfläche korreliert mit der Größe der Exkavation und mit der Fläche des neuroretinalen Randsaums. Je größer die Papillenfläche ist, desto größer ist auch die Exkavationsfläche. Es kann sehr leicht zu Fehleinschätzungen der Situation kommen, wenn die Papille überdurchschnittlich groß oder klein ist. Eine eventuelle glaukomatöse Exkavation bei großen Papillen wird oft überschätzt und bei sehr kleinen Papillen oft unterschätzt. Der Normalbereich der Papillenfläche reicht von 1,69 mm² bis 2,82 mm². [1] Die unten dargestellten Fotoaufnahmen zeigen Variationen des normalen Papillenbefunds. Bei jeder Person ist die Papille individuell zu beurteilen, da sie in ihrer Form und Größe enorm variieren kann.

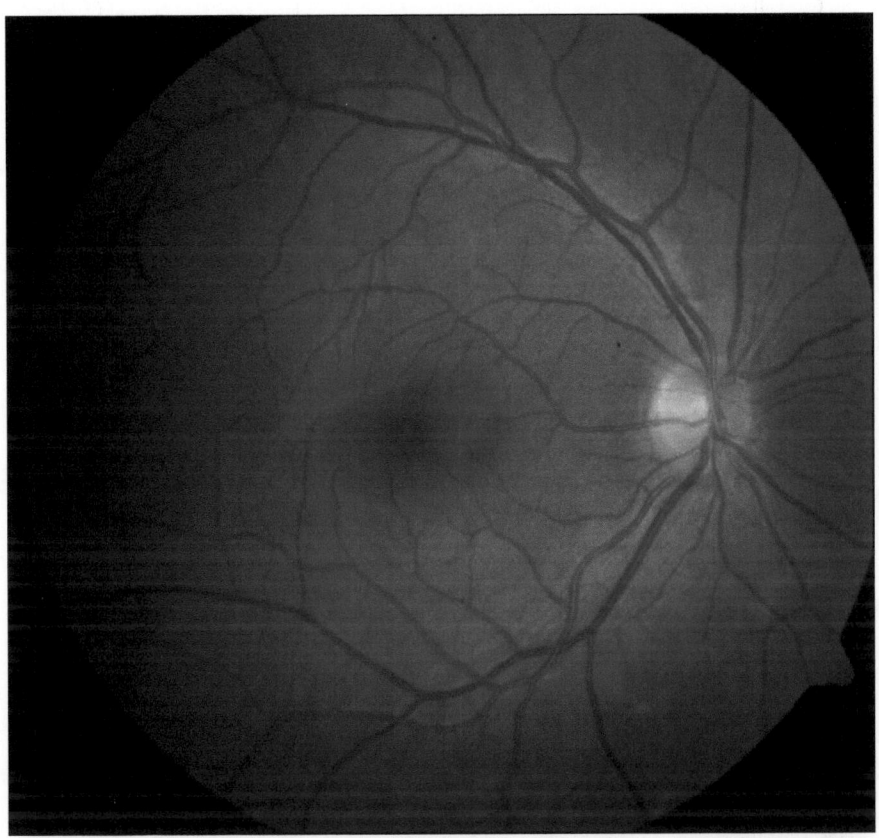

Abb. 4 Normale Papille

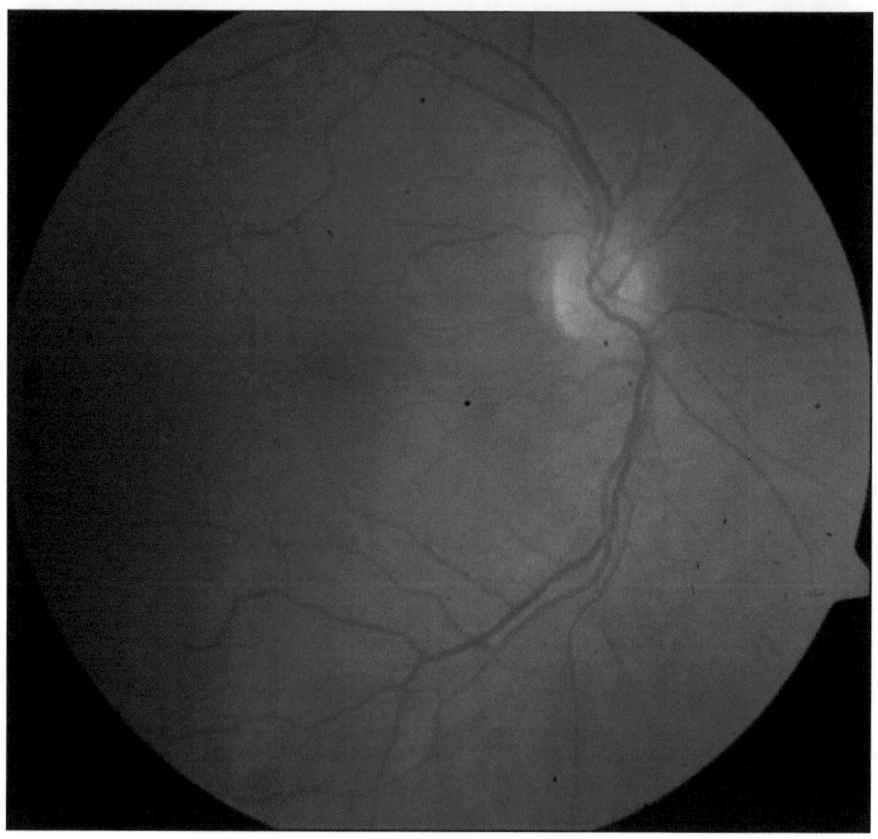

Abb. 5 Kleine Papille

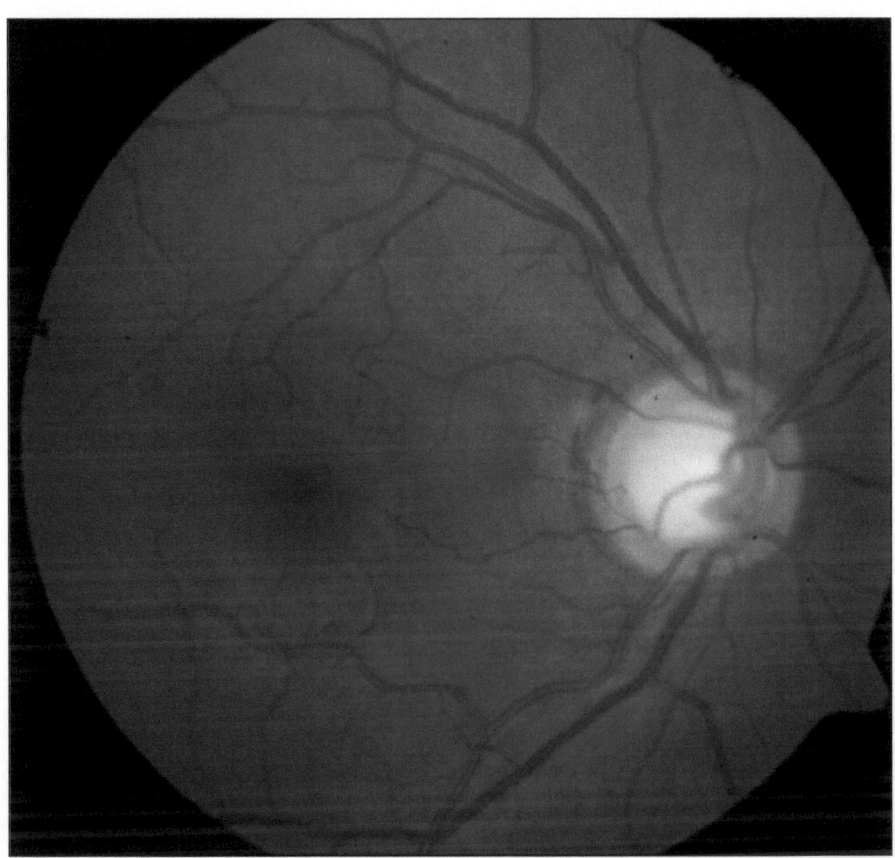

Abb. 6 Große Papille

2.5.2 Papillenform

Typischerweise ist die Papille vertikal hochoval geformt. Der vertikale Durchmesser ist etwa 10% größer als der horizontale. [7] Abnorme Papillen sind häufig bei höherer Myopie oder kornealem Astigmatismus zu beobachten. Augen, bei denen der Sehnerv schräg eintritt, können Skotome im Gesichtsfeld aufweisen, ohne dass es sich dabei um ein Glaukom handelt.

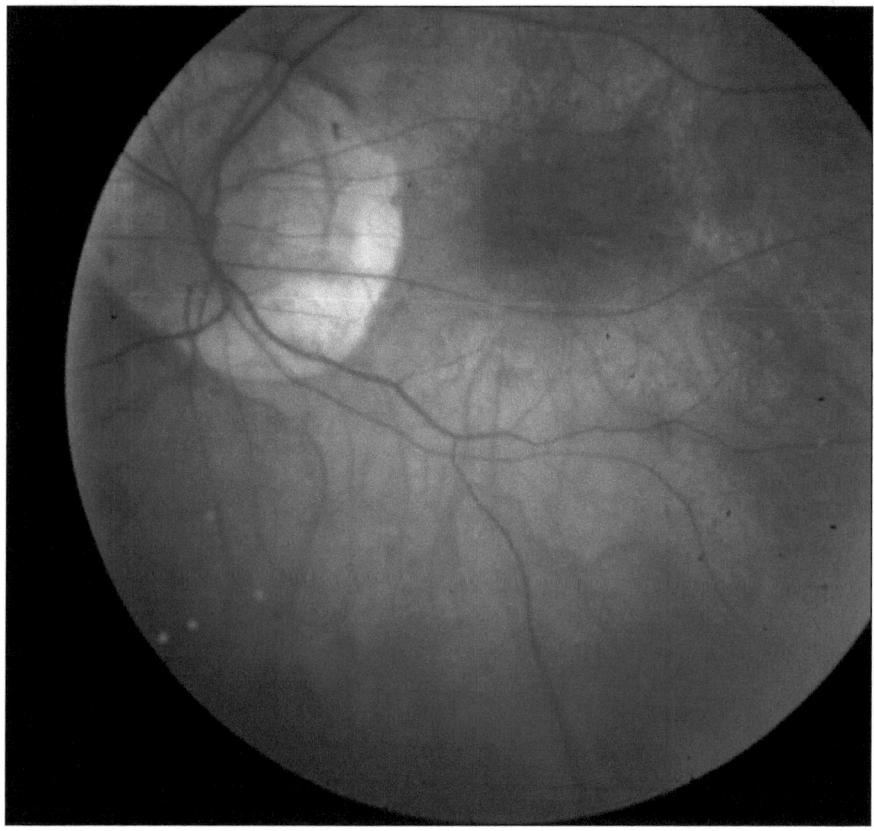

Abb. 7 Papille bei hoher Myopie

2.5.3 Fläche des neuroretinalen Randsaums

Der neuroretinale Randsaum ist eine intrapapilläre vitale Struktur, die der retinalen Nervenfaserschicht entspricht. Seine Fläche korreliert mit der Fläche der Papille, d.h. je größer die Papillenfläche, umso größer ist die Fläche des neuroretinalen Randsaums. Dieser Parameter allein ist nicht aussagekräftig aufgrund der großen Überschneidung zwischen Normalbefund und glaukomatösem Schaden. [1] Deswegen wird der Sehnerv in Sektoren unterteilt, die einen höheren prädiktiven Wert als die Gesamtfläche haben.

2.5.4 Form des neuroretinalen Randsaums

Die Form des neuroretinalen Randsaums ist bedingt durch die vertikal hochovale Form der Papille und horizontal querovale Form der Exkavation, sowie durch die Lage der Makula etwas unterhalb der Höhe der Papille. Aus dieser Tatsache resultiert die *ISNT*- Regel. Der neuroretinale Randsaum ist am breitesten im inferioren Bereich. Darauf folgt der superiore, der nasale Bereich ist an dritter Stelle und am dünnsten ist der temporale Bereich. Diese Verteilung entspricht der Anordnung in der Lamina cribrosa, wo die größten Poren sich inferior befinden. [1]

Beim Glaukom nimmt der neuroretinale Randsaum charakteristischerweise ab. Am Anfang sind vor allem der inferotemporale und der superiore Bereich betroffen. Bei mittelschweren Schäden ist auch der temporale Teil des neuroretinalen Randsaums mitbetroffen. Bei fortgeschrittenen Glaukomkrankheiten ist oft nur noch ein nasaler Rest vorhanden. Weiterhin besteht bei der Veränderung des neuroretinalen Randsaums eine hohe interindividuelle Variabilität. [1]

2.5.5 Papillenblässe

Bei fortgeschrittenem Glaukom nimmt der neuroretinale Randsaum ab. Das führt zu einer Vergrößerung der Exkavation. Eine Abblassung des neuroretinalen Randsaums ist nicht typisch für eine Glaukomerkrankung. [1]

2.5.6 Form und Tiefe der Exkavation

Die Exkavationsfläche korreliert positiv mit der Papillenfläche. Der Normbereich liegt zwischen 0,26 mm² und 1,27 mm². Die physiologische Exkavation hat eine querovale Konfiguration, da im oberen und unteren Bereich der Papille besonders viele Nervenfasern eintreten. Der horizontale Durchmesser ist um 8% größer als der vertikale. [1] Bei der glaukomatös veränderten Exkavation beobachtet man eine hochovale Form, da die superioren und inferioren Fasern am ehesten von der Glaukomkrankheit betroffen sind. [6] Die Exkavation ist umso tiefer, je größer die Papille ist. Die mittlere Exkavationstiefe liegt zwischen 0,14 und 0,38 mm. Beim Glaukom nimmt die Exkavationstiefe zu. Semiquantitative Studien haben bewiesen, dass die tiefste Exkavation bei hohem intraokularen Druck zu beobachten ist, wie z.B. bei dem juvenilen Offenwinkelglaukom. Am flachsten war die Exkavation bei einem Glaukom bei hoher Myopie und beim senilen atrophischen Offenwinkelglaukom. [6] Die dargestellten Fotoaufnahmen zeigen einen Vergleich zwischen einer physiologischen Papille und einer Papille mit glaukomatös bedingter, hochovaler Exkavation.

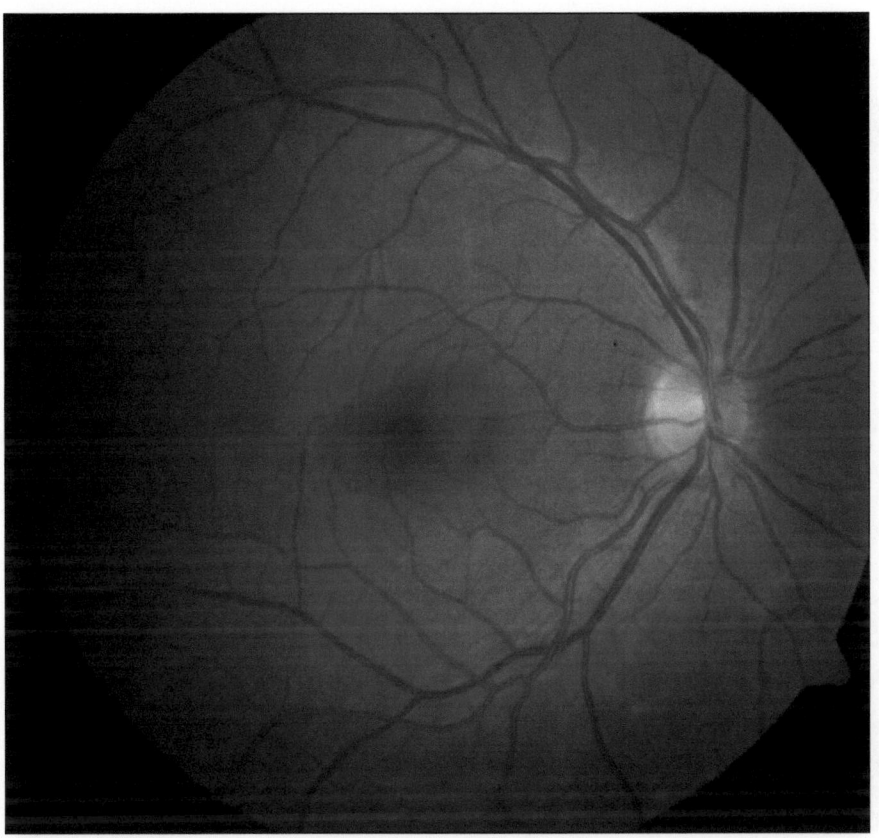

Abb.8 Physiologische rechte Papille

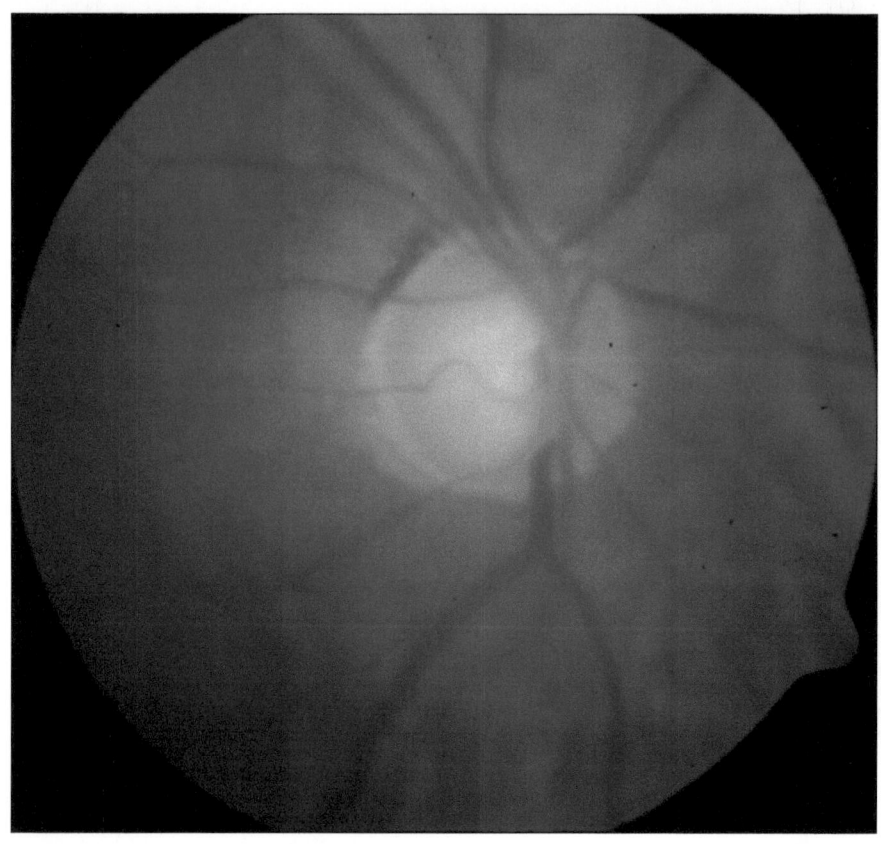

Abb. 9 Rechte Papille mit glaukomatöser Exkavation

2.5.7 Cup- Disk- Ratio

Da die Papille hochoval und die Exkavation queroval ist, ist auch die Cup- Disk- Ratio in horizontaler Ebene größer als in vertikaler. Als Folge des Glaukomschadens nimmt die Dicke des Randsaums inferotemporal und superior ab, dadurch ändert sich auch die Cup- Disk- Ratio in den entsprechenden Bereichen. Die Cup- Disk- Ratio ist ein relativer Wert, der unabhängig von der Beobachtungseinrichtung und der Vergrößerung durch den optischen Apparat ist. Die Cup- Disk- Ratio ohne die Angabe der Papillengröße kann zur Diagnosestellung eines Glaukoms nicht herangezogen werden und ist daher nur im longitudinalen Verlauf ein relevanter Parameter. [1]

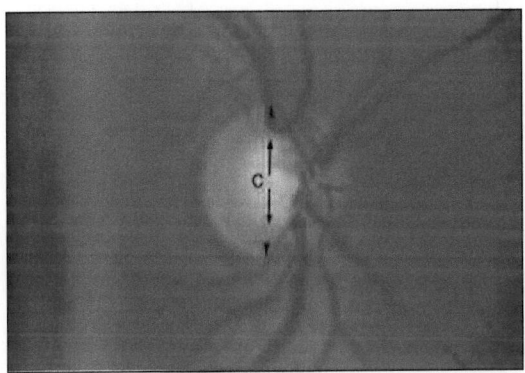

Abb.10 Cup- Disk- Ratio (C= Cup, Pfeilspitzen= Papillenrand) [1]

2.5.8 Position des Gefäßstamms

Das neuroretinale Gewebe, das sich in der Nähe des retinalen Gefäßstamms befindet, ist weniger empfindlich und wird von der Glaukomkrankheit weniger betroffen als das Gewebe, das sich weiter entfernt vom Gefäßstamm befindet. Es wurde bewiesen, dass Glaukompapillen mit temporaler, zilioretinaler Arterie weniger häufig Schäden im zentralen Gesichtsfeld aufweisen als Glaukompapillen ohne zilioretinales Gefäß. [8] Im Laufe des Papillenschadens wird der Gefäßstamm zunehmend nach nasal verdrängt. [1]

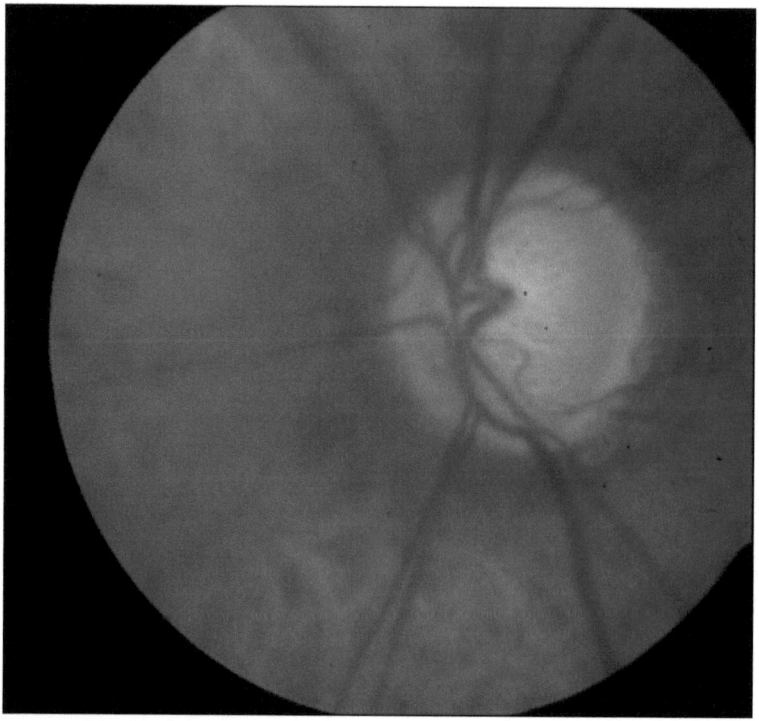

Abb.11 Verdrängen des Gefäßstamms nach nasal.

2.5.9 Papillenblutungen

Ein mögliches Zeichen für die Progression einer Glaukomerkrankung sind die Papillenrandblutungen. Bei knapp 10% aller Glaukompapillen werden Blutungen festgestellt. [5] Am Anfang der Krankheit findet man die Blutungen temporal inferior und superior. Sie sind häufiger zu beobachten bei mässig fortgeschrittenen Glaukomen. Bei sehr fortgeschrittenen Stadien der Krankheit sind sie wieder seltener anzutreffen. Die Papillenrandblutungen sieht man besonders häufig bei Normaldruckglaukomen. Etwa zwei Monate nach dem Auftreten einer Blutung kommt es zu einem lokalen Nervenfaserschichtdefekt und zu einer Kerbenbildung im neuroretinalen Randsaum. [5] In der Studie von B.Bengtsson et al., die Glaukompatienten im Laufe von elf Jahren beobachteten, konnte keine Korrelation zwischen der Glaukomprogression und der Häufigkeit der Papillenrandblutungen festgestellt werden. [9]

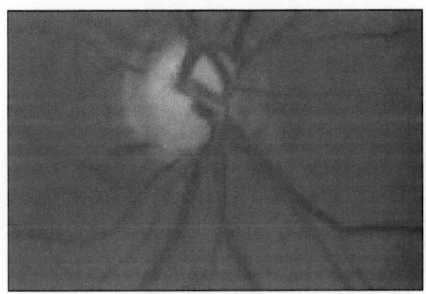

Abb. 12 Papillenrandblutung [5]

2.5.10 Gefäßabknickung

Der Gefäßstamm liegt oberflächlich dem glialen Gewebe der Papille auf. Wenn im Rahmen der Verlaufskontrolle eine Verlagerung der Gefäße und ihrer Knickstellen und Knickwinkel zu beobachten ist, liegt eine Progression des neuroretinalen Verlustes vor. Durch die *Flickermethode*, z.B. die des *Heidelberg- Retina-Tomographen*, kann die Progredienz beurteilt werden. Es werden Papillenbilder beobachtet, die zu verschiedenen Zeitpunkten aufgenommen wurden. Eine Gefäßveränderung stellt sich dabei als scheinbare Bewegung dar.

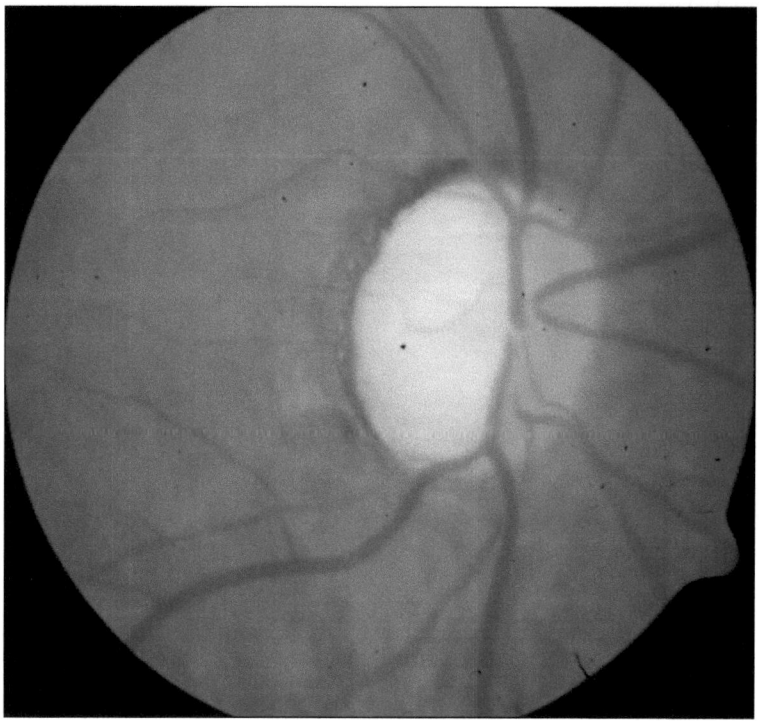

Abb. 13 Gefäßabknickung bei sehr fortgeschrittenem Glaukombefund.

2.5.11 Zirkumlineare Gefäße

Unter Umständen kann ein Astgefäß des zentralen Gefäßstamms als „in der Luft hängend" erscheinen. Das ist typisch für die fortgeschrittenen Stadien der Erkrankung und ist ein Hinweis auf zugrundegegangene Anteile des neuroretinalen Randsaums. [1]

2.5.12 Sichtbarwerden der Poren der Lamina cribrosa

Mit zunehmendem Alter und im Rahmen eines Glaukoms findet eine Veränderung der Kollagenanteile des Stützgewebes statt. Die Strukturen der Lamina cribrosa werden gröber. Das Sichtbarwerden der Poren der Lamina cribrosa kann ein Zeichen für einen axonalen Verlust und verminderte vaskuläre Versorgung der Papille sein. Dies kann aber auch physiologisch vorkommen bei großen, tiefexkavierten Papillen. [1]

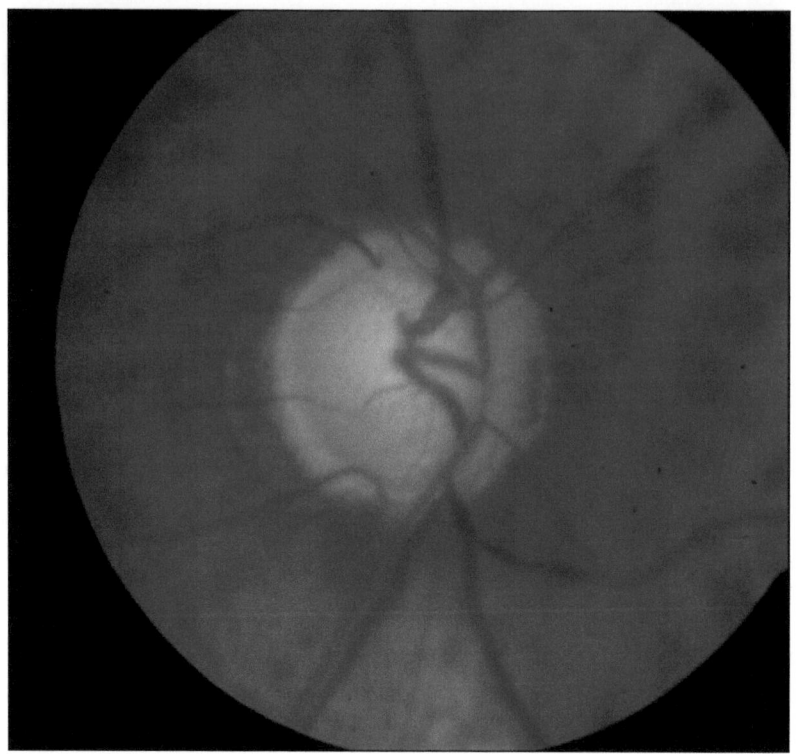

Abb. 14. Lamina- cribrosa- Punkte

2.6 Zielsetzung

Das Ziel dieser Studie ist es zu beurteilen, ob die optische Kohärenztomographie für die Diagnose der Glaukomerkrankung, insbesondere auch bei Kindern, geeignet ist. Dazu haben wir die Methode an einer Studienpopulation von Patienten mit primärem Offenwinkelglaukom und an einer zweiten Gruppe von Patienten ohne Glaukom getestet. Zusätzlich haben wir Kinder mit bekannten Glaukomen und solche ohne Glaukom mittels *OCT* untersucht.

3. Beurteilung der Papille und ihr Stellenwert bei der Einschätzung der Schwere des Glaukoms

Die Untersuchung der Papille hat bei Patienten mit bereits diagnostiziertem Glaukom oder lediglich dem Verdacht auf ein Glaukom höchste Priorität. In Folge der Krankheit kann sich der neuroretinale Randsaum in Form und Größe verändern. Untersuchungen der Papille unter diesem Aspekt sind Hauptgegenstand von zahlreichen Studien gewesen.

Die Papillen sind in der Regel beidseits symmetrisch. Als physiologische Asymmetrie gilt ein Unterschied in der Fläche von weniger als 1mm² wobei starke individuelle Unterschiede bestehen. Daher kann die Untersuchung von Familienmitgliedern sehr hilfreich sein, um das Vorliegen von atypischen Papillen zu erkennen [10].

Bei Patienten, die unter einem Glaukom leiden, verändert sich die Papille mit Fortschreiten der Krankheit. In Folge der Krankheit gehen Fasern insbesondere im superioren und inferioren Bereich der Papille verloren, wodurch der vertikale Durchmesser der Exkavation zunimmt. So verändert sich das Verhältnis zwischen der Papille und der Exkavation.

Es wurde festgestellt, dass sowohl die Papillengröße als auch die Form interindividuell sehr variieren können. Im Folgenden werden die wichtigsten Einflussfaktoren auf die Papillenmorphologie dargestellt.

3.1. Ethnischer Ursprung der Patienten als Risikofaktor

Ein in der Fachliteratur anerkannter Einflussfaktor auf die Papillenmorphologie ist die Zugehörigkeit zu einer ethnischen Gruppe. Hier ist z.B. die Papillenfläche in der afroamerikanischen Bevölkerung mit durchschnittlich 2,14mm² bis 3,75mm² zu erwähnen. [11,12,13] Dahingegen misst die Papillenfläche der weißen Bevölkerung zwischen 1,73mm² und 2,63 mm². [12,13,14,15,16,17,18,19,20] In der spanischsprachigen Bevölkerung wurden Werte der Papillenfläche zwischen durchschnittlich 2,46 mm² und 2,67 mm² und bei Asiaten Werte zwischen 2,47 mm² und 3,22 mm² gemessen. [12]

Zangwill et al. kamen in Bezug auf die Unterschiede zwischen den verschiedenen ethnischen Gruppen zu ähnlichen Ergebnissen. In dieser Studie waren ebenfalls die Durchmesser in der afroamerikanischen Bevölkerung im Durchschnitt am größten. Hierbei wurde nochmals die Bedeutung der zu Grunde liegenden, individuellen Einflussfaktoren der Patienten für die Interpretation der Papillenbefunde und für die Diagnose der Glaukomerkrankung hervorgehoben. [20]

Die Prävalenz des Glaukoms in der afroamerikanischen Bevölkerungsgruppe beträgt zwischen 2,8% und 8,8% [21,22] und ist somit höher als in anderen ethnischen Gruppen. Durch diese höhere Prävalenz des Glaukoms in der afroamerikanischen Bevölkerung, kombiniert mit der vergleichsweise größeren Papillenfläche, wurde die Hypothese aufgestellt, ob ein höherer Papillendurchmesser zu einer früheren und häufigeren Glaukommanifestation prädisponiert. Zangwill et al. [36] untersuchten diese Hypothese in ihrer Studie und konnten keinen Zusammenhang zwischen der Papillenfläche und der Prävalenz des Glaukoms feststellen. Jonas et al. [37] fanden ebenfalls keine Korrelation zwischen der Papillengröße und des Auftretens eines Glaukoms. Höchstwahrscheinlich spielen andere Faktoren, wie z.B. die genetische Prädisposition, kardiovaskuläre Erkrankungen, Diabetes und Hypertension eine Rolle für die höhere Prävalenz der Glaukomerkrankung in der afroamerikanischen Bevölkerung. [23,24,25,26]

3.2. Das Geschlecht als Risikofaktor

Ein weiterer Faktor, der theoretisch die Papillenfläche beeinflussen könnte, ist das Geschlecht der Patienten. Einige Studien, die Messungen der Papillenfläche mittels *CSLO (Confocal scanning laser ophthalmoskopy)* durchführten, stellten keinen signifikanten Unterschied zwischen Frauen und Männern bezüglich der Papillengröße fest. Bowd et al. konnten in diesem Aspekt auch keine deutlichen Unterschiede finden (p›0.05). [13,27,28,29] Diese Feststellung wurde auch von anderen Studien bestätigt, die die selbe Untersuchungsmethode benutzten. [27,30,31]

Studien, die einen deutlichen Unterschied in der Größe der Papillenfläche zwischen Frauen und Männern feststellen konnten, wiesen eine kleine Patientenzahl auf. Die Baltimore Augenstudie untersuchte die schwarze und weiße Bevölkerung mittels *Topcon Image Analyzer.* [13] Diese Studie stellte eine marginal vergrößerte Papillenfläche in der Gruppe der weißen Männer im Vergleich zu der der weißen Frauen fest. Der Mittelwert der Messungen an männlichen Patienten betrug 2,66 mm², wohingegen in der Gruppe der Frauen eine mittlere Papillenfläche von 2,60 mm² berechnet wurde.

Studien, die sich mit dem Einfluss des Geschlechts auf das Auftreten von Glaukomerkrankungen beschäftigten, konnten zu keinem eindeutigen Ergebnis führen. Mitchell et al. [32], Klein et al. [33] und Varma et al. [34] konnten keine Korrelation zwischen dem Auftreten der Glaukomerkrankung und dem Geschlecht der Patienten feststellen. Im Unterschied dazu fanden Leske et al. [35], dass die Prävalenz eines Glaukoms unter Männer größer ist und stellten das Geschlecht als Risikofaktor für das Auftreten einer Glaukomerkrankung in ihrer hauptsächlich afroamerikanischen Untersuchungspopulation dar.

3.3 Das Alter als Risikofaktor

Ein weiterer in der Fachliteratur diskutierter Einflussfaktor auf die Prävalenz der Glaukomkrankheit ist das Alter.

In der „Baltimore Eye" Studie wurden keine altersbedingten Papillenveränderungen beobachtet. Jedoch ist bei dieser Studie anzumerken, dass 48,5% der Patienten im Alter zwischen 70 und 79 Jahren und 78,9% der Patienten über 80 Jahre wegen schlechter Qualität der Aufnahmen von der Studie ausgeschlossen wurden.

Dahingegen stellten Bengtsson et al. in ihrer Untersuchungspopulation von 1.287 schwedischen Patienten eine gewisse Verkleinerung der Papille von 0,1% pro Jahr fest. [38]

Andere Studien vermuteten, dass die Papillenverkleinerungen ein Artefakt darstellen, oder durch die Art der Untersuchung zustande kommen könnten. [39,40]

Die histologischen Untersuchungen von Cavallotti stellten auch eine Verkleinerung der Optikuspapille im Alter fest. [41,42]

Es wird vermutet, dass bei den vorliegenden Studien ein Kohorteneffekt zu befürchten ist. Weitere longitudinale Studien sind notwendig, um gewisse Schlussfolgerungen im Bezug auf die Korrelation des Alters der Patienten mit der Papillenfläche zu ziehen.

3.4 Die Myopie als Risikofaktor

Desweiteren gilt die Myopie als möglicher Risikofaktor für das Auftreten einer Glaukomerkrankung.

Unter Patienten mit hoher Myopie kann man größere und in die Länge gezogene Papillen beobachten, vor allem bei Augen mit Kurzsichtigkeit über -8 Dioptrien [27,43]. Die Vergrößerung der Papille kann durch den Zug an dieser und der Deformierung der Lamina cribrosa zustande kommen. Eine mögliche Hypothese ist, dass den Veränderungen, die bei der hohen Myopie stattfinden, ein ähnlicher Pathomechanismus zu Grunde liegt, wie bei Veränderungen im Rahmen eines Glaukoms. Über die genauen Einzelheiten, wie diese Prozesse, die im Rahmen der Kurzsichtigkeit stattfinden, das Risiko, an einem Glaukom zu erkranken, beeinflussen, ist sich die Wissenschaft zum jetzigen Zeitpunkt noch nicht einig.

Jonas et al. vermuteten in ihrer Studie eine höhere Tendenz zur Entwicklung eines Glaukoms bei starker Myopie (> -8D) im Vergleich zu Patienten mit geringer ausgeprägter Kurzsichtigkeit. [44] Die „Blue Mountains Eye" und „Barbados Eye" Studien [45,46] fanden eine strenge Korrelation zwischen Kurzsichtigkeit und der Entwicklung eines Glaukoms heraus. Erstere berichtete von einer Prävalenz des Glaukoms von 1,5 % bei emmetropen Augen und 4,4 % bei hoher Myopie. Letztere fand in ihrer afroamerikanischen Untersuchungsgruppe heraus, dass die Tendenz zur Entwicklung eines Glaukoms bei starker Myopie erhöht und bei Hyperopie erniedrigt sei.

3.5 Die retinale Nervenfaserschicht und ihre Bedeutung für das Screening des Glaukoms

Im Jahr 1987 haben Hoyt und Newman zum ersten Mal Defekte in der retinalen Nervenfaserschicht (RNFL) beschrieben und vorgeschlagen, dass solche Veränderungen der Retina durch ein Glaukom verursacht werden können. Die Dicke der retinalen Nervenfaserschicht kann enorm variieren, weswegen das Ausmessen der RNFL eher für den Verlauf der Erkrankung als für die Erstdiagnose geeignet ist.

Die retinale Nervenfaserschicht besteht aus den Axonen der Ganglienzellen, aus Astrozyten und aus den Ausläufern der Müller Zellen. Bei der Annäherung an die Optikuspapille nimmt die Nervenfaserschicht an Dicke zu. Die RNFL ist am dicksten im inferioren und superioren Bereich. Einige Studien haben gezeigt, dass die Aufnahmen der Papille im rotfreiem Licht am besten für die Beurteilung der retinalen Nervenfaserschicht geeignet sind. [47,48]

Während des Fortschreitens des Glaukoms beobachtet man eine Abnahme in der Dicke der RNFL in den superioren und inferioren Regionen. Zum Teil kann aber die Verdünnung generalisiert und entsprechend schwieriger zu diagnostizieren sein. [49]

Die Zahl der retinalen Fasern in gesunden Augen variiert zwischen 750.000 und 1.500.000. [50,51,52] Einige Studien stellten eine positive Korrelation zwischen der Größe der Optikuspapille und der Zahl der retinalen Nervenfasern fest. [52,53] Im Widerspruch zu diesen Studien konnten andere Untersuchungen keinen solchen Zusammenhang feststellen. [54,55] Quigley et al. untersuchten in ihrer Studie die Augen von Affen (n=25) und konnten einen positiven Zusammenhang zwischen der Papillengröße und der Zahl der retinalen Nervenfasern finden. Jonas et al. demonstrierten ähnliche Ergebnisse auch bei Menschen (n=72). [52,56]

Die Studie von Mikelberg et al., die aus 16 Patienten bestand, widersprach den Ergebnissen von Jonas et al. Yucel et al. untersuchten die Augen von 10 Affen mittels eines *Heidelberg Retina Tomographen* und konnten ebenfalls keinen

Zusammenhang zwischen der Papillengröße und der Nervenfaserzahl finden. [54,55] Ähnlich kontroverse Ergebnisse wurden auch in zahlreichen anderen Studien festgestellt. [57,58] Es wird vermutet, dass die widersprüchlichen Ergebnisse durch die verschiedenen Untersuchungstechniken (histologisch oder bildgebend), Variation der Messmethoden, Auswahl der Lebewesen (Affen oder Menschen) und durch die unterschiedlich hohe Zahl an untersuchten Augen zustande kamen.

4. Patienten, Methoden und statistische Auswertung der Ergebnisse

4.1 Patienten

Die in dieser Studie untersuchten Patienten wurden in zwei Gruppen, nämlich in Kinder (bis 18 Jahre) und Erwachsene aufgeteilt. Innerhalb dieser zwei Gruppen unterscheidet man jeweils zwischen einer Kontrollgruppe (Patienten ohne Zeichen einer Glaukomerkrankung) und einer Fallgruppe (Patienten, bei denen eine Glaukomerkrankung bereits festgestellt worden ist). In der Kontrollgruppe wurden nur morphologisch unauffällige Augen untersucht. Augen mit hoher Myopie (>-8dpt) und hoher Hyperopie (>+6dpt) wurden von der Studie ausgeschlossen. Eine ophthalmologische Routineuntersuchung wurde bei jedem Patienten entsprechend des Alters durchgeführt, bevor der Patient in die Studie einbezogen wurde.

In der Gruppe der Kinder wurden 29 Patienten untersucht. Hierunter waren 27 gesunde Kinder und zwei mit bekannten Glaukomen im Alter von 5 bis 18 Jahren. Bei Patienten mit Glaukomen wurden *OCT-* Aufnahmen der Papille und Messung der Augenlänge mittels *IOL-Master* beidseits durchgeführt. Bei Patienten ohne Glaukom wurden Augenlängenmessungen mittels *IOL- Master* beidseits und *OCT-* Aufnahmen jeweils an einem Auge gemacht.

Die Gruppe der Erwachsenen bestand aus 14 Patienten mit Glaukomen und 18 Erwachsenen ohne Glaukom bei denen *OCT-* Aufnahmen der Papille und Augenlängenmessungen an jeweils beiden Augen durchgeführt wurden.

Bei allen Patienten wurde die Refraktion in Cykloplegie gemessen. Bei Glaukompatienten wurden zusätzlich die Werte des Augeninnendruckes erfasst und der Mittelwert berechnet.

4.2 Untersuchungsmethoden

Diese Studie war eine prospektive klinische Untersuchung. Von allen Eltern wurde eine mündliche Einverständniserklärung eingeholt, bevor ihre Kinder in die Studie eingeschlossen wurden. Die Studie entsprach den ethischen Bedingungen gemäß der Deklaration von Helsinki. Die durchgeführten Untersuchungen bestanden aus einer 20- Grad- Photoaufnahme der Papille, einer Untersuchung der Papille mittels *OCT-Spectralis (Heidelberg Instruments)*, einer Augenuntersuchung mit bestkorrigiertem Visus, einer Messung der Refraktion in Zycloplegie und einer Biometrieuntersuchung.

4.2.1 Refraktion in Zykloplegie

In Zykloplegie wurde jeweils die objektive Refraktion aller Probanden gemessen.

4.2.2 IOL- Master- Untersuchung

Die *IOL- Master- Untersuchung* wurde mit dem *Carl Zeiss IOL- Master-Gerät* V.3.01 durchgeführt. Die Untersuchung erfolgte im Non- Kontakt- Verfahren, welches eine sehr genaue Methode darstellt. Die Messergebnisse sind unabhängig von hoher Fehlsichtigkeit, Pupillendurchmesser und Akkomodationszustand des Auges.

4.2.3 *OCT*- Aufnahme der Papille

Die optische Koheränztomographie ist ein nichtinvasives Verfahren, das mit optischen Mitteln zweidimensionale Schnittbilder von biologischem Gewebe mit hoher räumlicher Auflösung erlaubt. Mittels Interferometrie wird die Laufzeitverzögerung eines reflektierten infraroten Diodenstrahls mit einer kurzen Koherenzlänge von 830nm zu einem Referenzstrahl ausgewertet und in eine Tiefenangabe der reflektierten Schicht umgewandelt. Aus der Intensität des reflektierten Lichtes und aus der Tiefeninformation wird ein zweidimensionales Schnittbild des untersuchten Netzhautareals mit einer Auflösung von ca. 10 µm longitudinal und 20 µm transversal erstellt. Die *OCT*- Methode ist mit einer Ultraschallmessung vergleichbar. Jedoch werden bei dieser Methode anstatt Schallwellen Lichtwellen zur Bildgebung verwendet. Mittels dieser Untersuchung lassen sich die verschiedenen Netzhautschichten differenzieren. Schichten höherer Reflektivität werden in der verwendeten Version mit Farben höherer Wellenlänge (rot bis weiß) wiedergegeben, schwache Signale werden farbkodiert mit dunklen Farben (schwarz bis grün) dargestellt. Die Nervenfaserschicht, die Gefäße und das retinale Pigmentepithel sind hochreflektiv, während die Netzhaut und die Aderhaut einen mittleren Reflektionsgrad aufweisen. Die Glaskörpermembran ist nur bei Abhebung erkennbar, der Glaskörperraum ist optisch leer. [6]

Durch die Technik der *OCT* ist man in der Lage, die Nervenfaserschichtdicke zu bestimmen und pathologische Veränderungen festzustellen. Diese Methode ist vielversprechend für eine gute Diagnosestellung und ggf. Verlaufsbeobachtung beim Glaukom. Im Mittel findet man bei Glaukompatienten eine dünnere Nervenfaserschicht als bei Patienten ohne Glaukom. In der in dieser Arbeit verwendeten Version existiert kein automatischer Computer- Algorithmus zur

Auswertung der gewonnen Parameter. Die *OCT* - Untersuchung verspricht einen zusätzlichen Parameter zur Verbesserung der Glaukomfrüherkennung. [59,60]

Die *OCT-* Aufnahmen der Papille wurden mit dem *OCT- Gerät (Spectralis, Heidelberg Instruments)*, Version vom Jahr 2007, durchgeführt. In dieser Studie wurden die Form der Papille, der horizontale und vertikale Querschnitt und die Dicke der retinalen Nervenfaserschicht in allen vier Quadranten beurteilt. Vor der Untersuchung wurde die Pupille der Patienten mit einem Mydriatikum erweitert. Dadurch sollte eine bessere Qualität der Papillenaufnahmen erzielt werden.

Aus den entsprechenden Werten wurde die Papillenfläche nach folgender Formel berechnet:

DA = A x B x π/4 x 1,26²

Der Korrekturfaktor ist hierbei allgemein mit 1,26 definiert. [61]

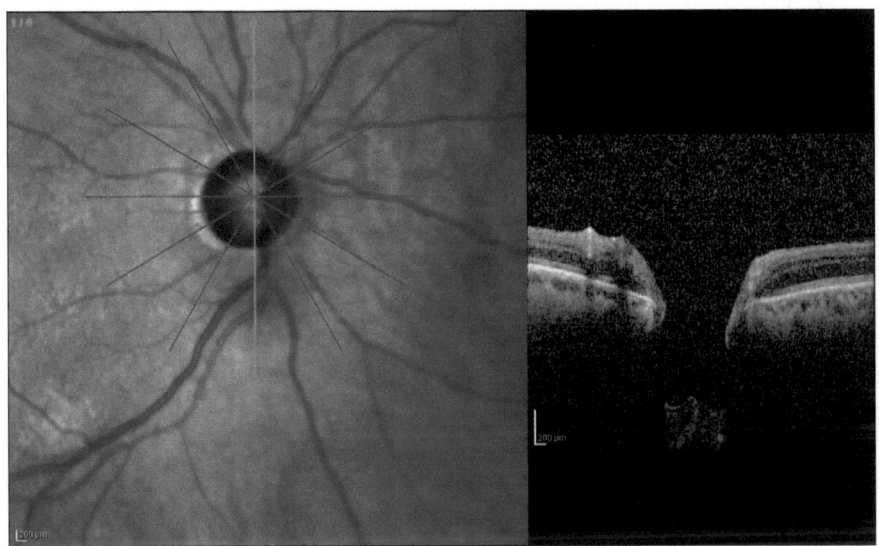

Abb. 15 *OCT*- Glaukomdiagnostik. Darstellen einer stark glaukomatös exkavierten Papille.

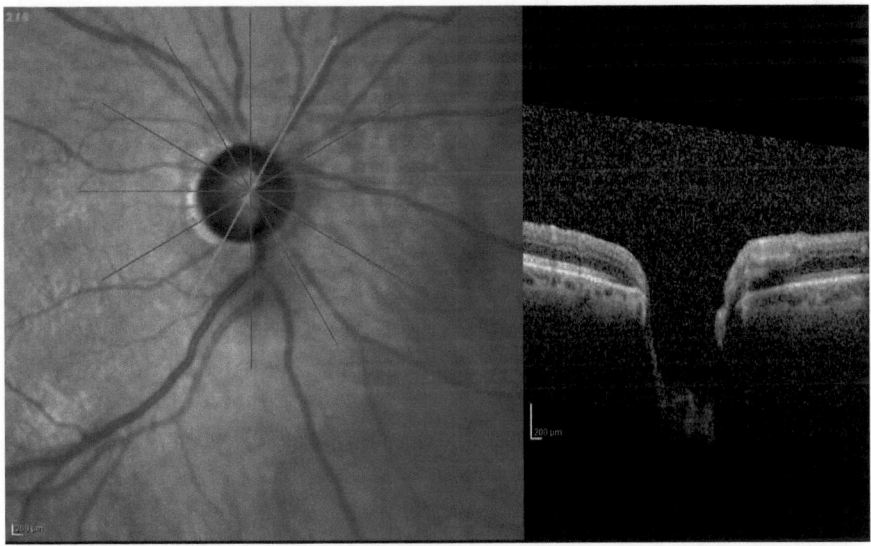

Abb. 16 *OCT*- Glaukomdiagnostik. Darstellen einer stark glaukomatös exkavierten Papille.

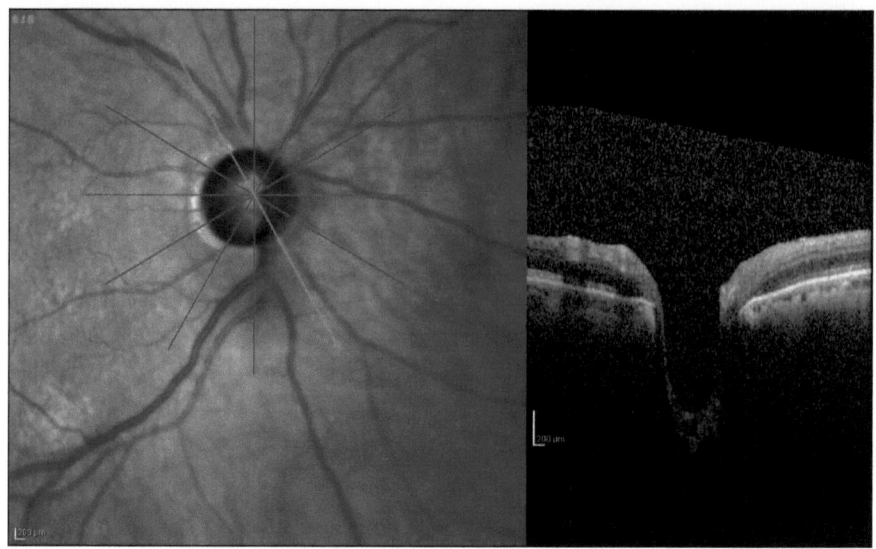

Abb. 17 *OCT*- Glaukomdiagnostik. Darstellen einer stark glaukomatös exkavierten Papille.

4.2.4 Messung des intraokularen Drucks

Die Messung des intraokularen Drucks wurde mittels Applationstonometrie nach Goldmann bei Patienten mit einer Glaukomerkrankung durchgeführt. Bei dieser Patientengruppe wurden die höchsten und die niedrigsten Werten des intraokulären Druckes protokolliert und daraus ein Mittelwert berechnet.

4.3. Statistische Auswertung der Ergebnisse

In der statistischen Auswertung der Ergebnisse wurden die Kinder und die Erwachsenen in zwei Gruppen aufgeteilt. In jeder Gruppe wurden der Papillendurchmesser, die Bulbuslänge, die Papillenfläche und die Dicke der retinalen Nervenfaserschicht bei 700µm und 1000µm Entfernung von der Papille ausgemessen. In der Gruppe der Erwachsenen mit Glaukom wurden zusätzlich die Werte des intraokularen Drucks berücksichtigt. In jeder Gruppe wurden die erhobenen Daten in dem Statistikprogramm SPSS (*IBM Corporation, Somer, USA*) berechnet und die Endergebnisse tabellarisch dargestellt. Zur Beschreibung der Stichproben wurden der Mittelwert *(mean)*, die Standardabweichung *(std. deviation)*, der Medianwert *(median)*, der Modalwert *(mode)* und die Form der Verteilung mittels Schiefe *(skewness)* und Wölbung *(kurtosis)* berechnet. In der Gruppe der Kinder wurden 27 Kinder ohne Glaukom und zwei mit Glaukom erfasst. Aufgrund dieser äußerst ungleichen Verteilung wurde auf einen Vergleich der Ergebnisse verzichtet, da keine statistisch verwertbaren Daten zu erwarten waren. In die Gruppe der Erwachsenen wurden 18 gesunde Patienten eingeschlossen, bei denen jeweils nur ein Auge vermessen worden ist. Desweiteren wurden in der Gruppe der Erwachsenen 14 Patienten mit Glaukomerkrankung erfasst, bei denen jeweils beide Augen, also insgesamt 28 Augen vermessen worden sind. Um einer möglichen Verfälschung der statistischen Ergebnisse entgegen zu wirken, wurden daher lediglich die rechten Augen der Fallgruppe mit allen untersuchten Augen der Kontrollgruppe verglichen. Somit konnte die Anzahl untersuchter Augen beider Gruppen aneinander angepasst werden. Nach der Durchführung des *One- Sample Kolomgorov- Smirnov* Tests konnte festgestellt werden, dass alle Variablen sowohl in der Studien- als auch in der Kotrollgruppe normal verteilt waren. Aufgrund dieser Normalverteilung konnten in unserer Studie die Standardmethoden zum Vergleich zweier unabhängiger Stichproben verwendet werden – der *t-Test* unter Voraussetzung normalverteilter Messwerte und der *Levene- Test*, der auf die Gleichheit der Varianzen (Homoskedastizität) hin prüft. Bei dem *t-Test* sind die Null- und die Alternativhypothese über einen Verteilungsparameter definiert. Die Nullhypothese sagt lediglich aus, dass sich die Verteilungen in den zwei Stichproben nicht voneinander unterscheiden. Die Alternativhypothese besagt das Gegenteil. [62] Der *Levene- Test* bezeichnet in der Statistik einen Signifikanztest, der auf Gleichheit der Varianzen prüft. Ähnlich dem *t-Test* prüft der *Levene- Test* die Nullhypothese darauf, dass alle Gruppenvarianzen gleich sind. Die Alternativhypothese lautet demnach, dass mindestens ein Gruppenpaar ungleiche Varianzen besitzt (Heteroskedastizität). Befindet sich der Signifikanzwert des Tests unter einem zuvor bestimmten Niveau (0,05), so sind die Unterschiede der Varianzen der Stichproben überzufällig (signifikant) und die Nullhypothese der Varianzgleichheit kann abgelehnt werden. [63]

5. Darstellung der eigenen Ergebnisse

5.1. Kinder mit und ohne Glaukomen

In diese Studie wurden 29 Kinder eingeschlossen. Das durchschnittliche Alter der untersuchten Kinder betrug 8 Jahre und 5 Monate (± 4 Jahre).

Die unten dargestellte Abb.18 zeigt einen Vergleich der horizontalen und vertikalen Querschnitte der Papille von Kindern ohne und mit Glaukomen. In der zweiten Abbildung ist der Vergleich zwischen den Papillenflächen der Fall- und Kontrollgruppen dargestellt, wobei eine statistische Auswertung aufgrund der Zahl von nur zwei Kindern mit Glaukomen lediglich deskriptiv gemacht wird.

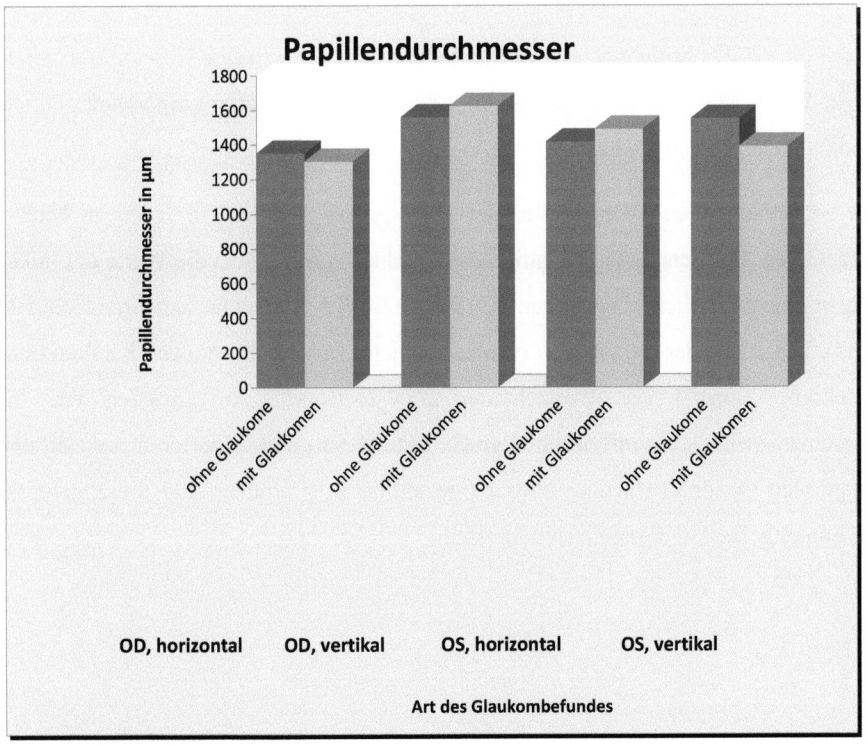

Abb. 18 Papillendurchmesser bei Kindern mit und ohne Glaukome

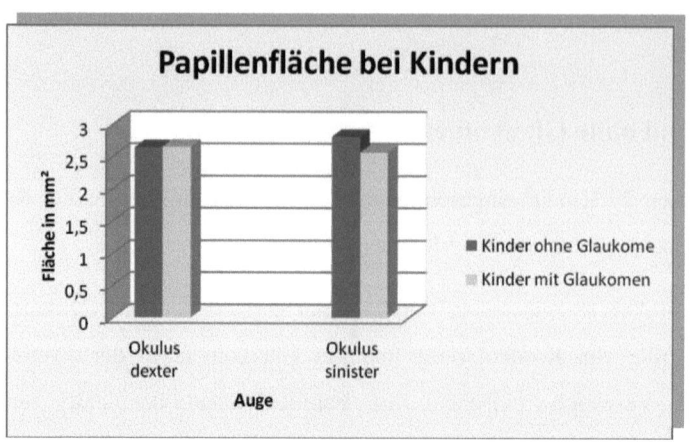

Abb.19 Darstellung der Papillenfläche bei Kindern mit und ohne Glaukome

Durch die *OCT-* Aufnahmen wurde auch die Dicke der retinalen Nervenfaserschicht beurteilt. Die Messungen wurden bei 700µm und 1000µm Entfernung von der Papille in allen vier Quadranten durchgeführt.

Die entsprechenden Mittelwerte der Messungen wurden in zwei Schemata aufgetragen. Die Schemata präsentieren ein rechtes Auge, wobei die Werte der linken Augen spiegelbildlich aufgetragen wurden (z.B. ein Uhr rechts entspricht elf Uhr links). Die Dicke der retinalen Nervenfaserschicht *(RNFL)* war bei den Kindern ohne Glaukom normal verteilt nach der „*ISN`T Regel*". Am dicksten war die Nervenfaserschicht im inferioren Bereich, gefolgt von dem superioren, nasalen und temporalen Quadrant. In den unten dargestellten Diagrammen sind die Ergebnisse zusammengefasst und graphisch dargestellt.

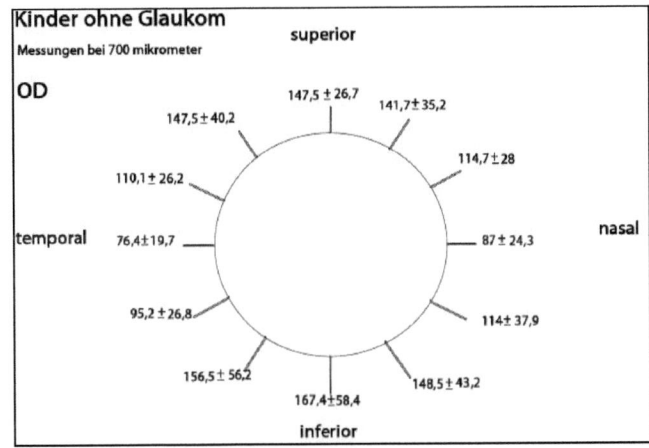

Abb.20 Messungen der retinalen Nervenfaserschichtdicke bei 700 µm Entfernung von der Papille bei Kindern ohne Glaukom, Oculus dexter, an der vertikal von 6 nach 12 Uhr verlaufenden Achse spiegelbildliche Darstellung des Oculus sinister

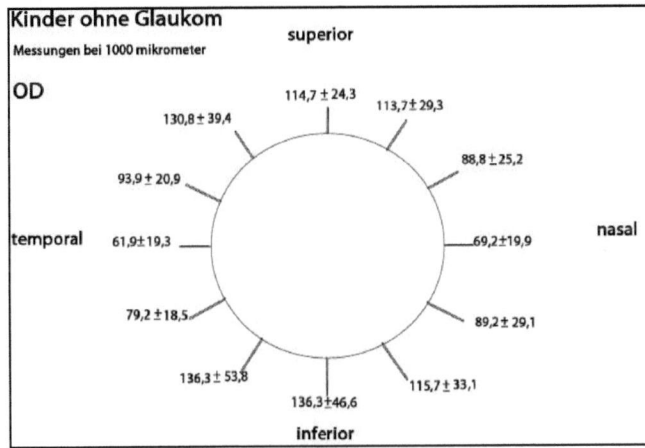

Abb.21 Messungen der retinalen Nervenfaserschichtdicke bei 1000 µm Entfernung von der Papille bei Kindern ohne Glaukom, Oculus dexter, an der vertikal von 6 nach 12 Uhr verlaufenden Achse spiegelbildliche Darstellung des Oculus sinister

Auch in 1000 µm Entfernung zeigte sich die ISNT- Regel erhalten.

Bei Kindern mit Glaukomen war die *RNFL*- Dicke ähnlich verteilt, wie oben dargestellt, wobei bei diesen beiden Kindern die nasalen Bereiche dünner als die temporalen waren.

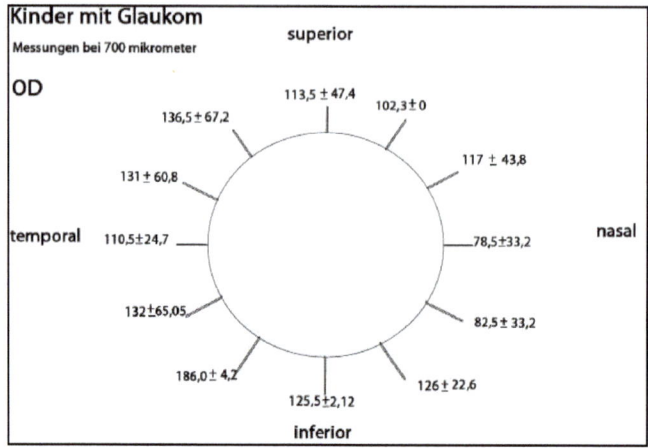

Abb.22 Messungen der retinalen Nervenfaserschichtdicke bei 700µm Entfernung von der Papille bei Kindern mit Glaukomen, Oculus dexter, an der vertikal von 6 nach 12 Uhr verlaufenden Achse spiegelbildliche Darstellung des Oculus sinister

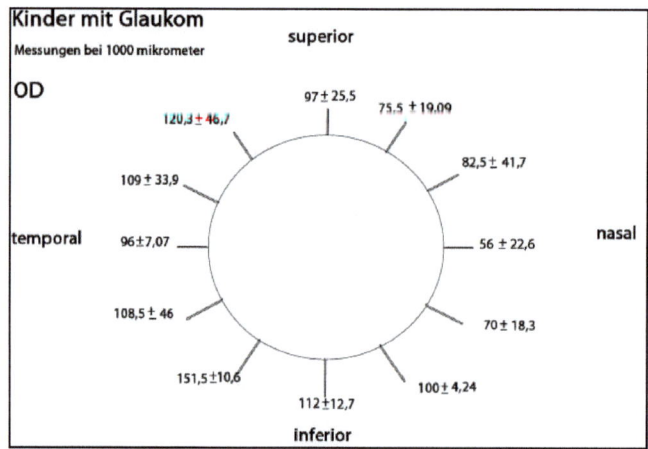

Abb.23 Messungen der retinalen Nervenfaserschichtdicke bei 1000µm Entfernung von der Papille bei Kindern mit Glaukomen, Oculus dexter, an der vertikal von 6 nach 12 Uhr verlaufenden Achse spiegelbildliche Darstellung des Oculus sinister

Bei Kindern, die unter einem Glaukom litten, wurde eine lokalisierte Abnahme der Dicke der *RNFL* im superioren und inferioren Bereich der Papille beobachtet. Durch die geringe Zahl an untersuchten Kindern mit Glaukomen erfolgt die Auswertung deskriptiv.

Bei allen Probanden wurde die Bulbuslänge mittels *IOL- Master* bestimmt. Im Mittel betrug die Bulbuslänge rechts 22,4 mm, SD 0,94, links 22,3 mm, SD 1,14. Es bestand keine Korrelation zwischen der Form der Papille und der Bulbuslänge.

5.2 Erwachsene ohne und mit Glaukomen

Es wurden 18 Erwachsene ohne Glaukomerkrankung und 14 Erwachsene mit Glaukomen untersucht. Das durchschnittliche Alter der Patienten betrug 64 Jahre ± 13 Jahre. Es wurde der Papillendurchmesser in beiden Gruppen bestimmt. Bei den Patienten mit Glaukomen wurde im Vergleich zu solchen ohne Glaukom kein signifikanter Unterschied im Bezug auf den Papillendurchmesser beobachtet.

Die unten dargestellte Tabelle zeigt den Vergleich von Erwachsenen mit und ohne Glaukome im Bezug auf den horizontalen und vertikalen Durchmesser der Papille.

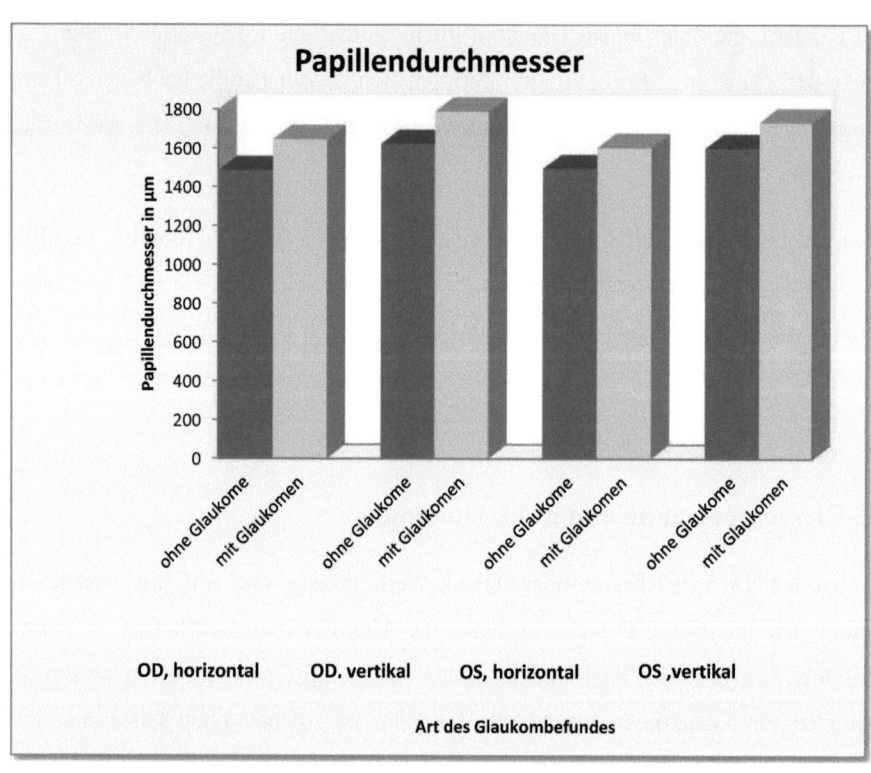

Abb. 24 Papillendurchmesser bei Erwachsenen mit und ohne Glaukome

Die Papillenfläche der Patienten (berechnet nach der oben erwähnten Formel) ohne Glaukom betrug am rechten Auge 3,0 mm², SD 0,55, am linken Auge 2,99 mm², SD 0,72. Bei Patienten mit Glaukomen wurden leicht vergrößerte Papillenflächen beobachtet (am rechten Auge 3,68 mm², SD 0,75 und am linken Auge 3,47 mm², SD 0,79). Diese Differenz war jedoch nicht statistisch signifikant (p>0,05).

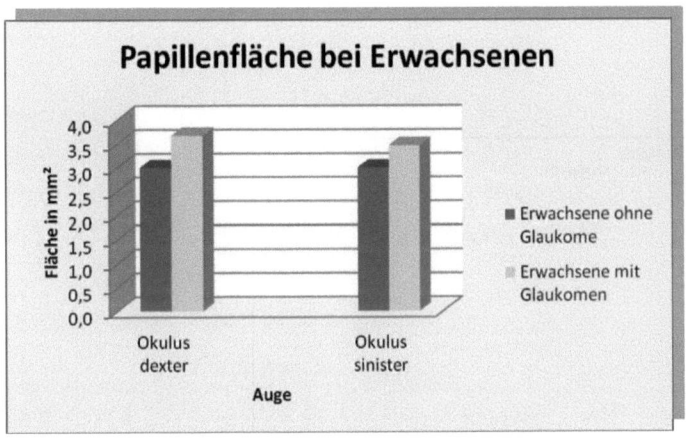

Abb.25. Papillenfläche bei Erwachsenen mit und ohne Glaukome

Außerdem wurde die Dicke der retinalen Nervenfaserschicht in allen vier Quadranten ausgemessen. Bei der Kontrollgruppe wurde die Untersuchung nur bei einem Auge durchgeführt (die Papillenaufnahme mit der besseren Qualität wurde gewertet), d.h. insgesamt wurden 18 Augen untersucht. Bei Patienten mit Glaukomen wurden beide Augen für die Studie verwendet, d.h. insgesamt wurden hierbei 28 Augen untersucht.

Es wurde ein signifikanter Unterschied zwischen der Fall- und Kontrollgruppe bezüglich der *RNFL-* Dicke in den Bereichen bei 1Uhr, 5 Uhr, 6 Uhr, 7 Uhr und 12 Uhr sowohl bei 700 µm als auch bei 1000 µm Entfernung von der Papille festgestellt. Die Ergebnisse wurden wieder in sechs Schemata aufgetragen. Bei den gesunden Erwachsenen stellen die Schemata ein rechtes Auge dar. Die Messwerte der linken Augen wurden nach der oben beschriebenen Vorgehensweise spiegelbildlich in den Graphiken dargestellt. Bei Erwachsenen, die von einem Glaukom betroffen waren, wurden beide Augen getrennt dargestellt.

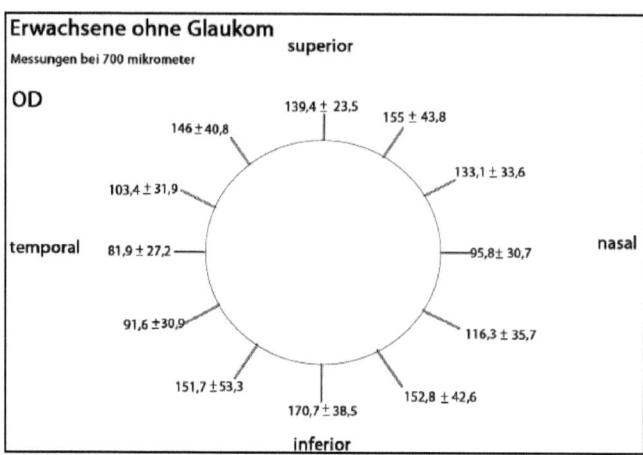

Abb. 26 Messungen der retinalen Nervenfaserschichtdicke bei 700µm Entfernung von der Papille bei Erwachsenen ohne Glaukom, Okulus dexter, an der vertikal von 6 nach 12 Uhr verlaufenden Achse spiegelbildliche Darstellung des Oculus sinister

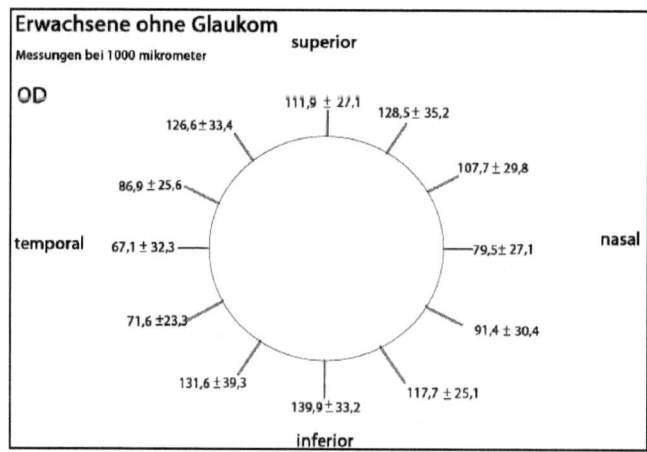

Abb. 27 Messungen der retinalen Nervenfaserschichtdicke bei 1000 µm Entfernung von der Papille bei Erwachsenen ohne Glaukom, Okulus dexter, an der vertikal von 6 nach 12 Uhr verlaufenden Achse spiegelbildliche Darstellung des Oculus sinister

Bei Patienten mit Glaukomen war laut der ausgemessenen Ergebnisse die retinale Nervenfaserschicht in den oben genannten Bereichen deutlich dünner.

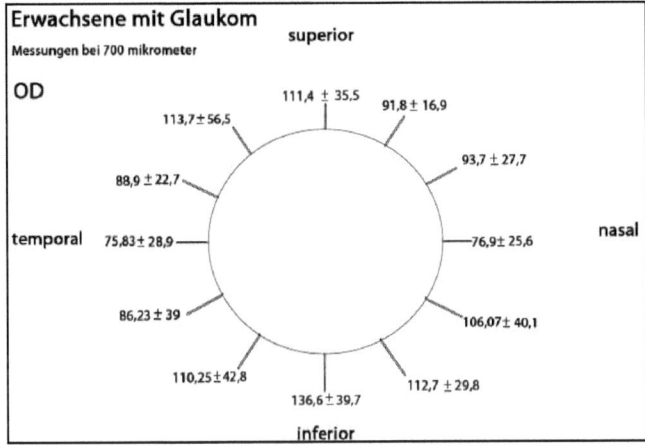

Abb. 28 Messungen der retinalen Nervenfaserschichtdicke bei 700 µm Entfernung von der Papille bei Erwachsenen mit Glaukomen, Okulus Dexter

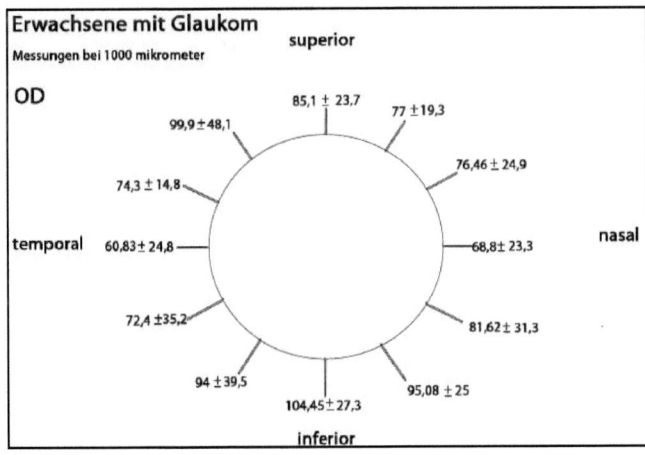

Abb. 29 Messungen der retinalen Nervenfaserschichtdicke bei 1000 µm Entfernung von der Papille bei Erwachsenen mit Glaukomen, Okulus Dexter

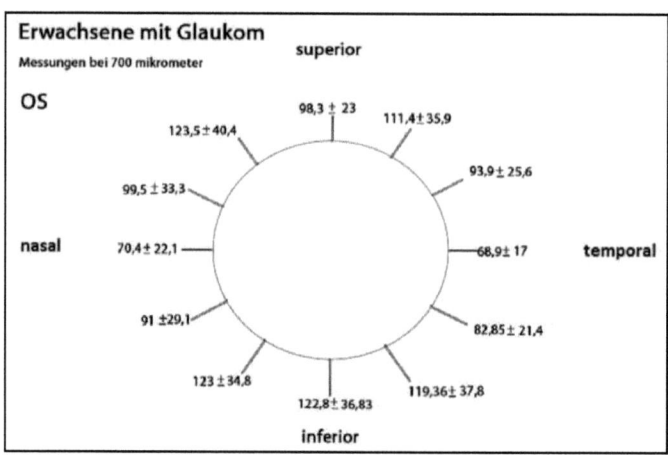

Abb. 30 Messungen der retinalen Nervenfaserschichtdicke bei 700 µm Entfernung von der Papille bei Erwachsenen mit Glaukomen, Okulus Sinister

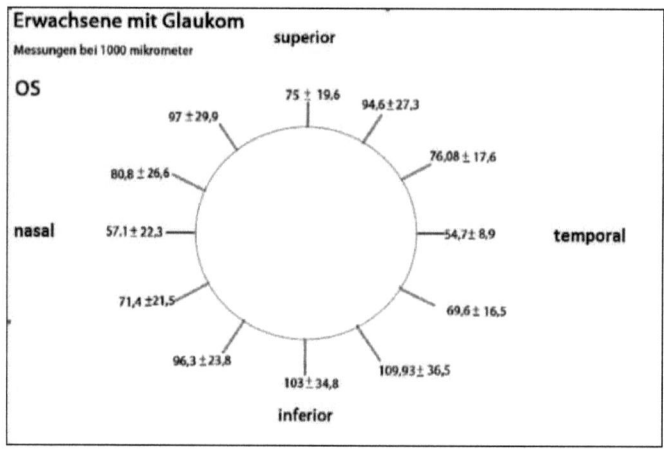

Abb. 31 Messungen der retinalen Nervenfaserschichtdicke bei 1000 µm Entfernung von der Papille bei Erwachsenen mit Glaukomen, Okulus Sinister

Die Zusammenfassung einzelner Werte der retinalen Nervenfaserschichtdicke bei Erwachsenen mit und ohne Glaukome ist in der Abb.32 und Abb.33 aufgeführt.

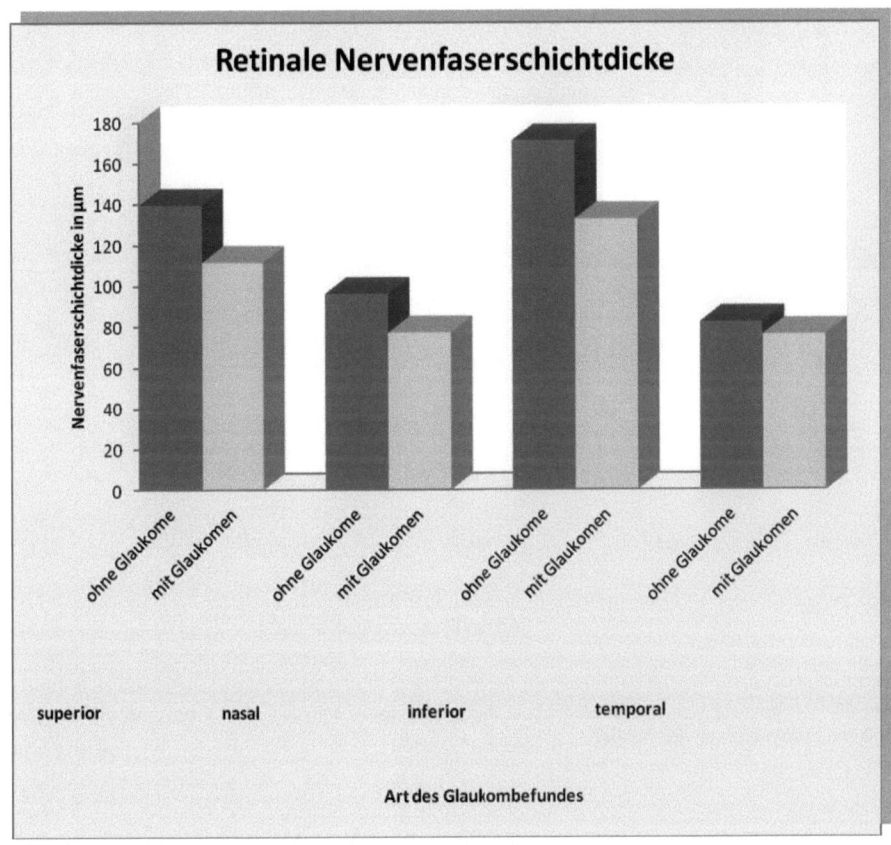

Abb.32 Retinale Nervenfaserschichtdicke bei Erwachsenen mit und ohne Glaukome (Messung bei 700µm Entfernung von der Papille)

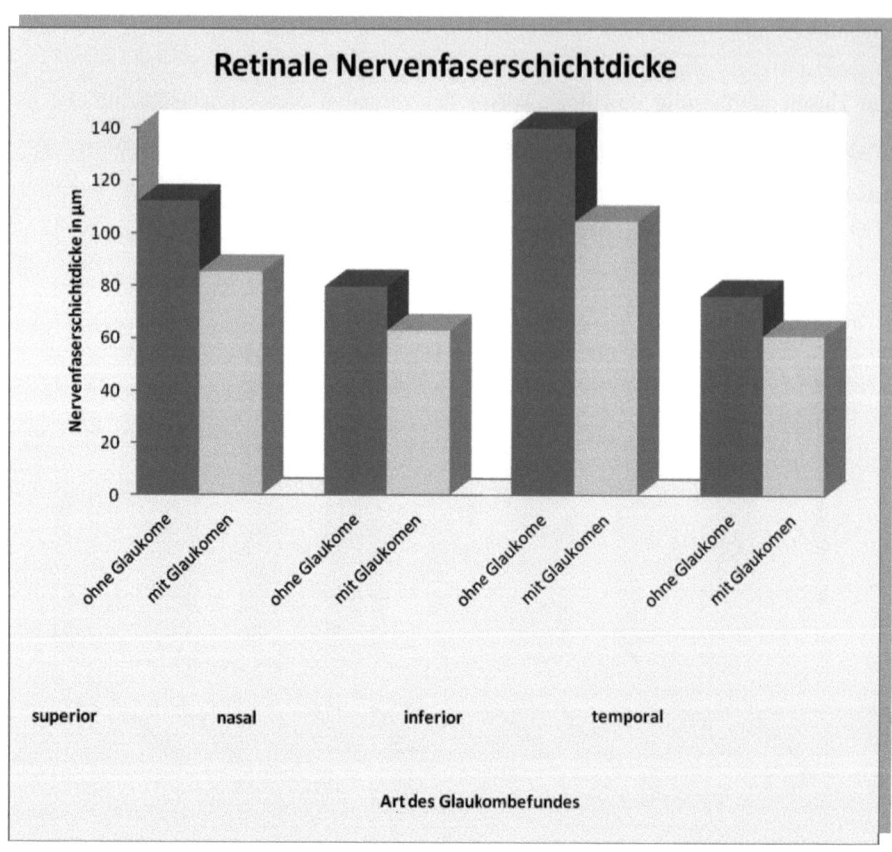

Abb.33 Retinale Nervenfaserschichtdicke bei Erwachsenen mit und ohne Glaukome (Messung bei 1000µm Entfernung von der Papille)

In beiden Patientengruppen wurde mittels IOL- Master- Untersuchung die Bulbuslänge ausgemessen. Bei den gesunden Patienten betrug der Mittelwert rechts 23,2mm, SD 1,01 und links 23,3mm, SD 1,2. Die Bulbuslänge bei Glaukompatienten war rechts 23,4mm, SD 1,95, links 23,4mm, SD 1,61. In dieser Untersuchung unterschieden sich die beiden Grupen nicht voneinander.

In der Gruppe der Glaukompatienten wurde zusätzlich der intraokulare Druck gemessen. Aus dem höchsten und dem niedrigsten Wert bei jedem Patienten wurde ein Mittelwert gebildet. Dieser betrug bei der Fallgruppe rechts 16,43mmHg, SD 6,25 und links 22,62mmHg, SD 7,28. Es muss hier berücksichtigt werden, dass zum Zeitpunkt der Messung die Patienten unter medikamentöser Behandlung des Glaukoms waren.

6. Diskussion

In dieser Studie über die *OCT-* Anwendung bei Kindern und Erwachsenen zeigten sich zwei Hauptergebnissen, die ich im Folgenden mit anderen internationalen Studien vergleichen möchte.

Generell galt die Meinung, dass es kompliziert sei, *OCT-* Untersuchung bei kleinen Kindern durchzuführen, da diese sehr schwer einen Punkt für längere Zeit fixieren können.

Jedoch zeigte unsere Studie, dass die *OCT-* Untersuchung im Allgemeinen bei Kindern über fünf Jahren durchgeführt werden kann. Diese Technik kann als zusätzliche Untersuchungsmethode für die Bestimmung der Papillenmorphologie bei Kindern verwendet werden. Unsere Ergebnisse sollen im Folgenden diskutiert werden.

Die Papillenform in unserer Untersuchung ergab die bekannte hochovale Form. [64]

Es gibt zahlreiche Studien, die sich nicht nur mit der Papillenform, sondern auch mit den Messungen der Papillenfläche befasst haben. Dabei wurden die Messungen, die durch die veschiedenen bildgebenden Verfahren zustande kamen, miteinander verglichen. Es wurde festgestellt, dass je nach Untersuchungsmethode die Papillenfläche enorm variieren kann. Die mittels *Planimetrie* gemessenen Werte schienen höher zu sein, als die Werte, die mittels *Goldman Kontaktglas* berechnet wurden.

Der mittlere horizontale Durchmesser betrug bei der ersten Methode 1,77mm ± 0,24, bei der zweiten 1,39mm ± 0,22mm. [65,66]

Jonas et al stellten in ihrer Studie fest, dass die planimetrischen Messungen der Papillenfläche größer als die Messergebnisse sind, die mit der *Confokalen Laserophthalmoskopie (CSLO)* ermittelt wurden. (*Planimetrie* 2,79mm^2 ± 0,66 mm^2 vs. *CSLO* 2,56 mm^2 ± 0,63 mm^2). [67] Diese Unterschiede können durch die Vergrößerung des bildgebenden Verfahrens [68,69,70,71], durch die fehlerhafte

Ausrichtung der Patienten vor der Kamera [72,73,74] oder durch die unterschiedliche Darstellung der Grenzen der Papille zustandegekommen sein. [75,76]

Die Ergebnisse der Flächenmessungen der Papille durch das *OCT* sind ähnlich wie diejenigen, die mittels *CSLO* erfasst wurden. [77,78,79] Die Studie von Schuman et al. zeigte, dass die mittels *OCT* gemessene Papillenfläche etwas größer war, als in Messungen mit *CSLO* (2,15 mm² ± 0,36 mm² durch *OCT* vs. 1,85 mm² ± 0,3 mm² mittels *CSLO*). [79]

Andere Studien fanden keine statistisch signifikanten Unterschiede zwischen den beiden Messverfahren im Bezug auf die Papillenfläche. [77]

In der hier vorliegenden Studie wurden marginal größere Papillenflächen im Vergleich zu den Ergebnissen der oben genannten Autoren festgestellt. Diese Unterschiede kamen vermutlich durch die vergrößernden Medien oder durch die z.T. subjektive Bestimmung der Papillengrenzen zustande.

Zentraler Punkt dieser Studie waren die Messungen der Dicke der retinalen Nervenfaserschicht. Die *OCT*- Messung ergab die bekannte Verteilung mit der höchsten Nervenfaserschichtdicke superior gefolgt von inferior, nasal und zuletzt temporal. Diese Ergebnisse stimmen also mit denen anderer Verfahren sowie histologischen Ergebnissen überein.

Kaushik et al. untersuchten in ihrer Studie die retinale Nervenfaserschichtdicke mittels *OCT*, wobei sie die Messungen bei einer bestimmten Distanz von 1,7mm von der Papille durchführten. [80] Sie untersuchten 32 gesunde Augen, 62 Augen, bei denen sie das Vorliegen der Erkrankung vermuteten, und 36 Augen, bei denen Glaukome bereits bekannt waren. Die Untersucher stellten fest, dass die retinale Nervenfaserschichtdicke mit der Entfernung von der Papille abnimmt.

In der vorliegenden Studie wurde die retinale Nervenfaserschichtdicke bei 700µm und 1000µm Entfernung von der Papille gemessen. Dadurch sollte der Einfluss von nicht ideal zentrierten Fotos bei Kindern auf ein Minimum reduziert werden.

Wie in der zuvor genannten Studie nahm auch in meiner Studie die Dicke der retinalen Nervenfaserschicht mit der Entfernung von der Papille ab.

Leung et al. untersuchten in ihrer Studie 45 gesunde Augen und 43 Augen mit Glaukomen. [81] Sie maßen die retinale Nervenfaserschichtdicke mittels *Stratus OCT* bei 1,7mm Entfernung von der Papille und stellten fest, dass die Dicke der retinalen Nervenfaserschicht bei glaukomatösen Augen im Vergleich zu gesunden Augen deutlich abnimmt. Die Untersucher der Longitudinalstudie machten darüber hinaus drei Messungen innerhalb von 8,8 Monaten und stellten somit fest, dass die *OCT*-Untersuchung für die Verfolgung des Verlaufes einer Glaukomerkrankung geeignet ist. Sie zeigten, dass die Dicke der retinalen Nervenfaserschicht mit Voranschreiten der Glaukomerkrankung abnahm.

Die Ergebnisse meiner Studie sind ähnlich wie die Ergebnisse der Studie von Leung et al. Ich konnte ebenfalls eine deutlich messbare Abnahme der Dicke der retinalen Nervenfaserschicht bei Glaukompatienten im Vergleich zur Kontrollgruppe feststellen. Diese Ergebnisse zeigten sich in der Gruppe der Erwachsenen. Die Messungen in dieser Studie wurden in 1000μm Entfernung von der Papille durchgeführt und deswegen ist es zu erwarten, dass die gemessenen Werte höher sein sollten als die der Studie von Leung et al. (Die Messungen in der Studie wurden in 1700μm Entfernung von der Papille durchgeführt.) Diese Erwartung wurde in den Kontrollgruppen der beiden Studien in den nasalen und inferioren Bereichen beobachtet. In den superioren und temporalen Abschnitten war die gemessene retinale Nervenfaserschichtdicke in meiner Studie leicht dünner als in den Messungen der Vergleichsstudie. Es darf angenommen werden, dass diese Unterschiede durch die Messmethode zustande kamen, die untersucherspezifisch geprägt war. In der hier vorliegenden Studie waren die Messungen in den verschiedenen Quadranten streng nach der *ISN'T- Regel* verteilt (höchste Werte im inferioren Bereich, gefolgt von den superioren, nasalen und temporalen Quadranten). In der Studie von Leung et al. konnte eine Abweichung von der *ISN'T- Regel* beobachtet werden. Die Dicke der retinalen Nervenfaserschicht im temporalen Bereich war leicht höher im Vergleich zu den gemessenen Werten im nasalen Quadranten.

Bei der Betrachtung der Fallgruppen beider Studien kann eine Verdünnung der retinalen Nervenfaserschicht festgestellt werden. In der hier vorliegenden Studie konnte nicht eine so deutliche Abnahme der Dicke der retinalen Nervenfaserschicht festgestellt werden wie in der Studie von Leung et al. Dieser Unterschied fällt vor allem im inferioren Bereich der Papille auf. Die Verdünnung der Nervenfaserschichtdicke ist aber natürlich immer vom Ausmaß des Glaukomschadens abhängig und kann daher stark variieren.

Menke MN et al. untersuchten die retinale Nervenfaserschicht mit der *FD- OCT (Topcon 3D- OCT 1000)*. [82] Sie untersuchten 38 Augen von 19 gesunden Patienten. Jeder Untersucher machte drei Messungen der retinalen Nervenfaserschicht. Sie stellten fest, dass die Dicke der retinalen Nervenfaserschicht im superioren und inferioren Bereich höher als die im nasalen und temporalen Abschnitt war. Wie bei anderen Studien am besten reproduzierbar waren die Messungen im superioren und inferioren Bereich, am schlechtesten diejenigen im nasalen Quadranten. [83,84,85] Die Ursache hierfür war nicht klar. Dies war die erste Studie, die sich mit der Reproduzierbarkeit der Ergebnisse von *FD- OCT-* Messungen der retinalen Nervenfaserschicht bei Gesunden befasste. Die Messungen wurden mit dem automatischen Algorithmus von *Topcon 3D- OCT 1000 Software* durchgeführt. Es muss noch untersucht werden, ob die einzelnen von Hand ausgewerteten Messungen eine bessere Reproduzierbarkeit als die automatischen haben. In der Studie wurde festgestellt, dass die retinale Nervenfaserschicht, gemessen durch *3D- OCT*, geringfügig dicker war, als in den Messungen mit einem *Stratus- OCT*. Die Autoren konnten nicht sicher feststellen, ob diese Ergebnisse abhängig von den technischen Besonderheiten des Gerätes waren oder ob die Entfernung von der Papille in diesem Fall eine Rolle spielte.

Zusammenfassend konnten wir feststellen, dass die Ergebnisse unserer Studie vergleichbar mit denjenigen anderer Studien waren.

Gyatsho et al. untersuchten 23 gesunde Patienten sowie 24 Patienten mit okulärer Hypertension und 48 Patienten mit bereits diagnostiziertem Glaukom mittels *Stratus OCT*. [86] Die Messungen wurden bei 1,73mm Entfernung von der Papille durchgeführt. Hierbei stellten sie fest, dass die retinale Nervenfaserschichtdicke bei Patienten mit okulärer Hypertension sowie bei denjenigen mit Glaukom signifikant dünner war als bei der Kontrollgruppe.

Es stellte sich hierbei außerdem heraus, dass der inferiore Quadrant am geeignetsten ist, um zwischen pathologischen und physiologischen Werten der retinalen Nervenfaserschichtdicke zu unterscheiden und somit zwischen gesunden Probanden und solchen mit erhöhtem Augeninnendruck oder Glaukomerkrankung zu differenzieren. Mehrere andere Studien, die Untersuchungen mit dem *Stratus OCT* durchführten, kamen zu derselben Schlussfolgerung. [81,86,87,88,89,90,91,92,93,94,95] Auch Leung et al. zeigten, dass die inferioren Quadranten sich sehr gut zur Differenzierung zwischen gesunden und glaukomatösen Augen eignen. [81]

Gyatsho et al stellten außerdem fest, dass sich die gemessenen Werte in der indischen Bevölkerung von den Messungen bei der kaukasischen Bevölkerung unterscheiden. [86] Zwei andere indische Studien beobachteten ebenfalls dickere retinale Nervenfaserschichten bei indischen Patienten im Vergleich zu den Messungen in der kaukasischen Bevölkerung. Diese Studien unterstrichen die Bedeutung der Festlegung eines individuellen Grenzwertes für jede Bevölkerungsgruppe, anhand dessen die Früherkennung eines Glaukoms stattfinden soll.

Anton et al untersuchten auch Patienten mit Glaukomen, solche mit okulärer Hypertension und Gesunde mittels *Stratus OCT*. Sie fanden im Gegenteil zu anderen Studien keinen signifikanten Unterschied in der retinalen Nervenfaserschichtdicke bei Patienten mit einem erhöhten intraokularen Druck im Vergleich zu der

Kontrollgruppe. Laut ihrer Studie zeigte sich der superiore Quadrant am geeignesten für die Unterscheidung zwischen gesunden Probanden und Patienten mit Glaukomen. [96]

In meiner Studie wurde gezeigt, dass sowohl im superioren, als auch im inferioren Bereich der Unterschied in der retinalen Nervenfaserschichtdicke bei gesunden Probanden und solchen mit Glaukomen signifikant war. Im nasalen und temporalen Quadranten war die Abnahme der *RNFL-* Dicke, verursacht durch die Glaukomerkrankung, nicht so deutlich ausgeprägt und es zeigten sich keine statistisch signifikanten Unterschiede zwischen der Fall- und der Kontrollgruppe.

Nicht nur bei der retinalen Nervenfaserschichtdicke sondern auch in Bezug auf andere Parameter bestehen, wie bereits oben beschrieben, ethnisch bedingte Unterschiede.

OCT- Untersuchungen der Augen von gesunden Kindern wurden von El- Dairi et al durchgeführt. [97] Ihre Studie umfasste 286 Kindern (114 schwarze, 154 weiße, acht weitere Kinder) im Alter von drei bis siebzehn Jahren. Die Autoren maßen die Dicke der Macula und der retinalen Nervenfaserschicht und untersuchten die Morphologie der Papille bei den Kindern. Sie stellten fest, dass das Alter, der ethnische Ursprung und die axiale Länge einen signifikanten Einfluss auf die Dicke der Macula und die retinale Nervenfaserschicht, sowie auf die Papillenmorphologie spielen. Bei schwarzen Kindern war die Nervenfaserschicht dicker als bei weißen Kindern. Die retinale Nervenfaserschichtdicke der weißen Probanden korrelierte negativ mit der axialen Länge des Bulbus.

In der hier vorliegenden Studie konnte kein statistisch signifikanter Zusammenhang zwischen der axialen Bulbuslänge und der Papillenmorphologie bei zwei Kindern mit Glaukomen ab fünf Jahren und 14 Erwachsenen mit Glaukomen gezeigt werden.

Im Gegenteil hierzu fanden Samarawickrama et al. eine Auswirkung der axialen Länge auf die Papillenmorphologie bei Kindern im Alter von sechs bis zwölf Jahren. [98]

Während der ersten zwei bis drei Jahre des Lebens spielen der Augeninnendruck und die Zunahme der axialen Bulbuslänge eine große Rolle bei der Diagnostik und bei der Kontrolle eines kongenitalen Glaukoms, da die Papillenmorphologie, wie bereits oben erwähnt, bei kleinen Kindern zunächst unauffällig bleibt. [99,100] Nach diesem Alter ist die Papillenmorphologie der wichtigste Parameter für die Kontrolle der Erkrankung.

In der hier vorliegenden Studie konnte deutlich gezeigt werden, dass die *OCT*-Untersuchung eine geeignete Methode für die Beobachtung der Papillenmorphologie bei Kindern und Erwachsenen ist. Eine weitere technische Entwicklung dieser Methode sollte dazu führen, dass die *OCT*- Aufnahme eine Routinemaßnahme bei der Bestimmung der Papillenstruktur im klinischen Alltag wird und somit einen bedeutenden Beitrag zur Kontrolle und Behandlung der Glaukome bringt.

7. Blick in die Zukunft

Die Beurteilung der retinalen Nervenfaserschicht ist von großer Bedeutung für die Diagnostik und Behandlung eines Glaukoms. In der Vergangenheit wurde die retinale Nervenfaserschicht durch Spaltlampenuntersuchungen im rotfreien Licht beurteilt. Danach wurden Photoaufnahmen der Papille gemacht, um eine bessere Beurteilung der Strukturen zu erzielen. Die ersten Methoden, die eine objektive und quantitative Beurteilung der Papille erlaubten, waren die Laserophthalmoskopie und die Laserpolarimetrie. Die *OCT*- Untersuchung wurde im Jahre 1995 zum ersten Mal als Untersuchungsmethode der retinalen Nervenfaserschicht vorgestellt. Die meisten Studien befassten sich mit dem Thema, ob die Aufnahmen des Gerätes reproduzierbar sind und ob man mit Hilfe dieser in der Lage wäre, zwischen kranken und gesunden Patienten zu unterscheiden. Bis jetzt wurden Studien sowohl über das *Time- Domain OCT* als auch über das *Fourier- Domain OCT* durchgeführt. Das *3D-OCT* ist ein Gerät, das vielleicht in der Zukunft eine Anwendung in der klinischen Routine finden könnte. Das Gerät bietet eine hohe Geschwindigkeit und Qualität der Aufnahmen. Dadurch können größere Bereiche der retinalen Nervenfaserschicht untersucht werden. Es besteht auch die Überlegung, ob das Gerät aufgrund der kurzen Untersuchungszeit bessere Möglichkeiten für die Diagnostik und Kontrolle der Glaukomerkrankung bei Kindern bieten wird. Es sind weitere Studien notwendig, um den klinischen Einsatz des *OCT* für die Untersuchung und Kontrolle von Glaukompatienten zu prüfen.

Der Goldstandard der Papillenbeurteilung ist bisher nach wie vor die stereoskopische Beurteilung an der Spaltlampe mit Hilfe einer 90dpt- oder 78dpt- Lupe. Der Einsatz des *OCTs* in der Glaukomdiagnostik stellt aber eine viel versprechende objektive und vom Untersucher unabhängige Zusatzinformation dar, die in der Zukunft möglicherweise immer breitere Anwendung in der klinischen Routine finden wird.

8. Kurzzusammenfassung

Die optische Kohärenztomografie *(OCT)*- Untersuchung ist heutzutage eine anerkannte Methode für die Beurteilung der Papillenmorphologie. Es wurden zahlreiche Studien durchgeführt, die sich mit dem Thema befassten, ob die *OCT*-Aufnahmen der retinalen Nervenfaserschicht sowohl für die Diagnostik als auch für die Verlaufskontrolle der Glaukomerkrankung bei Erwachsenen geeignet sind. Das Ziel dieser Studie war es festzustellen, ob diese Art von Untersuchung auch für Kinder geeignet ist und inwieweit die Papillenmorphologie und die retinale Nervenfaserschicht durch die Aufnahmen beurteilbar sind. Deswegen wurden in dieser Studie zwei Gruppen von Kindern mittels optischer Kohärenztomografie *(OCT)* untersucht, solche mit kongenitalem Glaukom und solche, bei denen keine Auffälligkeiten der Augen bekannt sind. Die Ergebnisse wurden mit den Messungen bei Erwachsenen mit Glaukomen und denjenigen bei gesunden erwachsenen Probanden verglichen.

Die Morphologie der Sehnervenpapille ist bei der Diagnose eines Glaukoms das entscheidende Kriterium. In Folge der Krankheit kann sich der neuroretinale Randsaum der Papille in Form und Größe verändern. Untersuchungen der Papille unter diesem Aspekt sind Hauptgegenstand von zahlreichen Studien gewesen. In Folge der Krankheit gehen Fasern insbesondere im superioren und inferioren Bereich der Papille verloren, wodurch der vertikale Durchmesser der Exkavation zunimmt. So verändert sich das Verhältnis zwischen der Papille und der Exkavation.

Der Goldstandard der Papillenbeurteilung ist bisher nach wie vor die stereoskopische Beurteilung an der Spaltlampe mit Hilfe einer 90dpt- oder 78dpt- Lupe. Der Einsatz des *OCT*s in der Glaukomdiagnostik stellt aber eine viel versprechende objektive Zusatzinformation dar, die in der Zukunft möglicherweise immer breitere Anwendung in der klinischen Routine finden wird.

Die in dieser Studie untersuchten Patienten wurden in zwei Gruppen, nämlich in Kinder (bis 18 Jahre) und Erwachsene aufgeteilt. Innerhalb dieser zwei Gruppen wurde jeweils zwischen einer Kontrollgruppe (Patienten ohne Zeichen einer Glaukomerkrankung) und einer Fallgruppe (Patienten, bei denen die Erkrankung bereits festgestellt worden ist) unterschieden. In der Kontrollgruppe wurden nur morphologisch unauffällige Augen untersucht. Augen mit hoher Myopie (>-8dpt) und hoher Hyperopie (>+6dpt) wurden von der Studie ausgeschlossen. Eine ophthalmologische Routineuntersuchung wurde bei jedem Patienten entsprechend des Alters durchgeführt, bevor der Patient in die Studie eingeschlossen wurde.

In der Gruppe der Kinder untersuchten wir 29 Patienten. Hierrunter waren 27 gesunde Kinder und zwei mit bekannten Glaukomen im Alter von 5 bis 18 Jahren. Bei Patienten mit Glaukomen wurden *OCT-* Aufnahmen der Papille und Messungen der Augenlänge beidseits durchgeführt. Bei Patienten ohne Glaukom wurden Augenlängenmessungen beidseits und *OCT-* Aufnahmen jeweils an einem Auge gemacht. Die Gruppe der Erwachsenen bestand aus 14 Patienten mit Glaukomen und 18 Erwachsenen ohne Glaukom bei denen *OCT-* Aufnahmen der Papille und Augenlängenmessungen an jeweils beiden Augen durchgeführt wurden.

Die optische Kocheränztomographie ist ein nichtinvasives Verfahren, das mit optischen Mitteln zweidimensionale Schnittbilder von biologischem Gewebe mit hoher räumlicher Auflösung erlaubt. [6] Mittels Interferometrie wird die Laufzeitverzögerung eines reflektierten infraroten Diodenstrahls mit einer kurzen Kohärenzlänge von 830nm zu einem Referenzstrahl ausgewertet und in eine Tiefenangabe der reflektierten Schicht umgewandelt. Sowohl aus der Intensität des reflektierten Lichtes als auch aus der Tiefeninformation wird ein zweidimensionales Schnittbild des untersuchten Netzhautareals mit einer Auflösung von ca. 10 µm longitudinal und 20 µm transversal erstellt. Mittels der *OCT-* Methode lassen sich die einzelnen Netzhautschichten differenzieren. [6]

Durch die Technik der *OCT* ist man in der Lage, die Nervenfaserschichtdicke zu bestimmen und pathologische Veränderungen festzustellen. Diese Methode ist vielversprechend für eine gute Diagnosestellung und ggf. Verlaufsbeobachtung bei einem Glaukom. Die *OCT-* Aufnahmen der Papille in dieser Studie wurden mit dem *OCT- Gerät (Spectralis, Heidelberg Instruments)*, Version aus dem Jahr 2007, durchgeführt. Es wurden die Form der Papille, der horizontale und vertikale Querschnitt und die Dicke der retinalen Nervenfaserschicht in allen vier Quadranten beurteilt. Die Messungen der retinalen Nervenfaserschicht wurden manuell durchgeführt, da zum Zeitpunkt der Untersuchung noch keine automatische Auswertung zur Verfügung stand.

Zentraler Punkt dieser Studie waren die Messungen der Dicke der retinalen Nervenfaserschicht. Die retinale Nervenfaserschichtdicke wurde bei 700μm und 1000μm Entfernung von der Papille gemessen. Durch diese Messung in zwei Entfernungen sollte der Einfluss von nicht ideal zentrierten Fotos auf ein Minimum reduziert werden. Die *OCT-* Messung ergab die bekannte Verteilung mit der höchsten Nervenfaserschichtdicke inferior gefolgt von superior, nasal und zuletzt temporal. Diese Ergebnisse stimmen also mit denen anderer Verfahren sowie histologischen Ergebnissen überein.

Es konnte eine statistisch signifikante Abnahme der Dicke der retinalen Nervenfaserschicht bei Glaukompatienten im Vergleich zur Kontrollgruppe dargestellt werden. Es wurde gezeigt, dass sowohl im superioren als auch im inferioren Bereich der Unterschied in der retinalen Nervenfaserschichtdicke bei gesunden Probanden und solchen mit Glaukomen signifikant war (p-Wert < 0,05). Im nasalen und temporalen Quadrant war die Abnahme der RNFL- Dicke, verursacht durch die Glaukomerkrankung, nicht so deutlich ausgeprägt, und es zeigten sich keine statisch signifikanten Unterschiede zwischen der Fall- und der Kontrollgruppe.

Die vorliegende Studie zeigte, dass die *OCT-* Untersuchung im Allgemeinen bei Kindern über fünf Jahren durchgeführt werden kann. Die Kinder waren ab diesem Alter überwiegend in der Lage einen Punkt während der Untersuchung für einige Sekunden zu fixieren.

In der hier vorliegenden Studie konnte deutlich gezeigt werden, dass die *OCT*-Untersuchung eine geeignete Methode für die Beobachtung der Papillenmorphologie bei Kindern und Erwachsenen ist. Eine weitere technische Entwicklung dieser Methode sollte dazu führen, dass die *OCT*- Aufnahme eine Routinemaßnahme bei der Bestimmung der Papillenstruktur im klinischen Alltag wird und somit einen bedeutenden Beitrag zur Diagnostik und Kontrolle der Glaukome bringt.

9. Abbildungsverzeichnis

Abb. 1 Theoretische Verteilung der Augeninnendruckwerte bei Patienten ohne Glaukom (N) und bei Glaukompatienten (G)..................................7

Abb. 2 Verhältnis der Prävalenz des POWG und des intraokularen Drucks........8

Abb. 3 Longitudinales POWG-Risiko in Personen mit okulärer Hypertension...8

Abb. 4 Normale Papille...12

Abb. 5 Kleine Papille..13

Abb. 6 Große Papille...14

Abb. 7 Papille bei hoher Myopie...15

Abb. 8 Physiologische rechte Papille..18

Abb. 9 Rechte Papille mit glaukomatöser Exkavation..................................19

Abb. 10 Cup- Disk- Ratio (C= Cup, Exkavation, Pfeilspitzen= Papillenrand).........20

Abb. 11 Verdrängen des Gesäßstamms nach nasal..21

Abb. 12 Papillenrandblutung..22

Abb. 13 Gefäßabknickung bei sehr fortgeschrittenem Glaukombefund................23

Abb. 14 Lamina- cribrosa- Punkte 25

Abb. 15 Darstellen einer stark glaukomatös exkavierten Papille......................36

Abb. 16 Darstellen einer stark glaukomatös exkavierten Papille......................36

Abb. 17 Darstellen einer stark glaukomatös exkavierten Papille......................37

Abb. 18 Papillendurchmesser bei Kindern mit und ohne Glaukome................40

Abb. 19 Darstellung der Papillenfläche bei Kindern mit und ohne Glaukome..........41

Abb.20 Messungen der retinalen Nervenfaserschichtdicke bei 700 μm Entfernung von der Papille bei Kindern ohne Glaukom..42

Abb.21 Messungen der retinalen Nervenfaserschichtdicke bei 1000 μm Entfernung von der Papille bei Kindern ohne Glaukom..42

Abb.22 Messungen der retinalen Nervenfaserschichtdicke bei 700 μm Entfernung von der Papille bei Kindern mit Glaukomen...43

Abb.23 Messungen der retinalen Nervenfaserschichtdicke bei 1000 μm Entfernung von der Papille bei Kindern mit Glaukomen...43

Abb. 24 Papillendurchmesser bei Erwachsenen mit und ohne Glaukome..............45

Abb.25 Papillenfläche bei Erwachsenen mit und ohne Glaukome.....................46

Abb. 26 Messungen der retinalen Nervenfaserschichtdicke bei 700 μm Entfernung von der Papille bei Erwachsenen ohne Glaukom..................................47

Abb. 27 Messungen der retinalen Nervenfaserschichtdicke bei 1000 μm Entfernung von der Papille bei Erwachsenen ohne Glaukom..................................47

Abb. 28 Messungen der retinalen Nervenfaserschichtdicke bei 700 μm Entfernung von der Papille bei Erwachsenen mit Glaukomen, Okulus Dexter.............48

Abb. 29 Messungen der retinalen Nervenfaserschichtdicke bei 1000 μm Entfernung von der Papille bei Erwachsenen mit Glaukomen, Okulus Dexter.............48

Abb. 30 Messungen der retinalen Nervenfaserschichtdicke bei 700 μm Entfernung von der Papille bei Erwachsenen mit Glaukomen, Okulus Sinister............49

Abb. 31 Messungen der retinalen Nervenfaserschichtdicke bei 1000 μm Entfernung von der Papille bei Erwachsenen mit Glaukomen, Okulus Sinister............49

Abb.32 Retinale Nervenfaserschichtdicke bei Erwachsenen mit und ohne Glaukome (Messung bei 700μm Entfernung von der Papille)..............................50

Abb.33 Retinale Nervenfaserschichtdicke bei Erwachsenen mit und ohne Glaukome (Messung bei 1000 µm Entfernung von der Papille)..................................51

10. Literaturverzeichnis

1. Krieglstein GK (2007) Die Papille beim Glaukom, Springer Verlag: 30- 148

2. E.Tamm (2011) Entwicklung des Kammerwinkels und kongenitales Glaukom, Der Ophthalomologe, Volume 108, 610-617

3. Kanski (2012) Klinische Ophthalmologie, Elsevier, 7. Auflage: 381-386

4. Gerhard K. Lang (2008) Augenheilkunde, Thieme Verlag, 3. Auflage: 251-297

5. Healey PR, Mitchell P, Smith W, Wang JJ (1998) Optic disc hemorrhages in a population with and without signs of glaucoma. Ophthalmology 105: 216- 223

6. Augustin AJ, Augenheilkunde (2007) Bildgebende Verfahren, Springer Verlag, 3. Auflage, 7: 79- 88, 34: 1017- 1035, 36: 1101- 1115

7. Jonas JB, Gusek GC, Naumann GO (1988) Optic disc, cup and neuroretinal rim size configuration and correlations in normal eyes. Invest Ophthalmol Vis Sci 29: 1151- 1158

8. Lee SS, Schwartz B (1992) Role of the temporal cilioretinal artery in retaining central visual field in open- angle glaucoma. Ophthalmology 99: 696- 699

9. B. Bengtsson, M.C. Leske et al (2008) American Academy of Ophthalmology. S. 2044-2048

10. Ritch R, BruceM, Krupin T, (1996) The Glaucomas, Anatomy and pathophysiology of the retina and optic nerve, Basic Science, Second Edition, Mosby- Year Book 7: 149-175

11. Akman A, Oram O, Aydin P. (1998) Optic disc measurementswith the 78dpt lens, zeiss 4-mirror contact lens and computerized image analysing system. Eur J Ophthalmol. 8:22-7

12. Mansour AM. Racial variation of optic disc size. Ophthalmic Res. 1991;23:67-72 [PubMed]

13. Varma R, Tielsch JM, Azen SP, et al. Race-, age-, gender-, and refractive error-related differences in the normal optic disc. Arch Ophthalmol. 1994; 112:1068-1076[PubMed]

14. Chi T, Ritch R, Stickler D, et al Racial differences in optic nerve head parameters . Arch Ophthalmol. 1989; 49:47-58[PubMed]

15. Garway- Heath DF, Ruben ST, Viswanathan A, et al. Vertical cup/disc ratio in relation to optic disc size: its value in the assessment og the glaucoma suspect. Br J Ophthalmol. 1998;82:1118-1124 [PMC free article]

16. Girkin CA, McGwin G, McNeal SF, et al. Racial differences in the association between optic disc topography and early glaucoma. Invest Ophthalmol Vis Sci. 2003;44:3382-3387[PubMed]

17. Girkin CA, McGwin G,Xie A, et al. Differences in optic disc topography between black and white normal subjects. Ophthalmology. 2005; 112: 33-9

18. Kee C, Koo H, Ji Y, et al. Effect of optic disc size or age on evaluation of optic disc variables. Br J Ophthalmol. 1997;81:1046-1049

19. Tsai CS, Zangwill LM, Gonsalez C, et al. Ethnic differences in optic nerve head topography. J Glaucoma. 1995;4:248-257

20. Zangwill LM, Weinreb RN, Berry CC, et al. Racial differences in optic disc topography: baseline results from the confocal scanning laser ophthalmoskopy ancillary study to the ocular hypertension treatment study. Arch Ophthalmol. 2004;122: 22-28[PubMed]

21. Rotchford AP, Johnson GJ, Glaucoma in Zulus: a population-based cross-sectional survey in a rural district in South Africa. Arch Ophthalmol. 2002; 120:471-478[PubMed]

22. Mason RP, Kosoko O, Wilson MR, et al. National Survey of the prevalence and risk factors of glaucoma in St. Lucia, West Indies Part I Prevalence findings. Ophthalmology. 1989;96:1363-1368

23. Fingert JH, Heon E, Liebmann Jm, et al. Analysis of myocilin mutations in 1703 glaucoma patients from five different populations. Hum Mol Genet. 1999;108:899-905[PubMed]

24. Higginbotham EJ, The Advanced Glaucoma Intervention study (AGIS): 3 Baseline characteristics of black and white patients. Ophthalmology. 1998;105:1137-1145[PubMed]

25. Kamel HK, Rodriguez- Saldana J, Flaherty JH, et al. Diabetes mellitus among ethnic seniors:contrasts with diabetes in whites. Clin Geriatr Med. 1999;15:265-278

26. Tielsch JM, Katz J, Quigley HA, et al. Diabetes, intraokular pressure, and primary open angle glaucoma in the Baltimore Eye Survey. Ophthalmology. 1995;102:48,53[PubMed]

27. Agarwal HC, Gulati V, Sihota R. The normal optic nereve head on Heidelberg retina tomography. Indian J Ophthalmol. 2003; 51:25-33[PubMed]

28. Bowd C, Zandwill LM, Blumenthal EZ, et al. Imaging of the optic disc and retinal nerve fiber layer: the effects of age, optic disc area, refractive error, and gender. J Opt Soc Am A Opt Image Sci Vis. 2002;19:197-207

29. Zangwill LM, Weinreb RN, Berry CC, et al. The confocal scanning laser phthalmoskopy ancillary study to the ocular hypertension treatment study: study design and baseline factors. Am J Ophthalmol.2004; 137:219-227

30. Durukan AH, Yucel I, Akar Y, et al. Assessment of optic nerve head topographic parameters with a confocal scanning laser ophthalmoscope. Clin Experiment Ophthalmol. 2004;32:259-264

31. Kashiwagi K, Tamura M, Abe K, et al. The influence of age, gender, refraktive error, and optic disc size in on the optic disc konfiguration in Japanese normal eyes. Acta Ophthalmol Scand. 2000;78:200-203[PubMed]

32. Mitchell P, Smith W, Attebo K, et al. Prevalence of open- angle glaucoma in Australia The Blue Mountains Eye Study. Ophthalmology. 1996;106:2010-2015[PubMed]

33. Klein BE, Klein R, Sponsel WE, et al. Prevalence of glaucoma. The Beaver Dam Eye Study. Ophthalmology. 1992;99:1499- 1504

34. Varma R, Paz SH, Azen SP, et al. The Los Angeles Latino Eye Study: design, methods, and baseline data. Ophthalmology. 2004; 111:1121-1131

35. Leske MC, Connell AM, Schachat AP, et al. The Barbados Eye Study. Prevalence of open angle glaucoma. Arch Ophthalmol. 1994; 112:821-839[PubMed]

36. Zangwill LM, Weinreb Rn, Beiser Ja, et al. Baseline topographic optic disc maesurements are assotiated with the development of primary-open angle glaucoma: the Confocal Scanning Laser Ophthalmoscopy Ancillary Study to the Ocular Hypertension Treatment Study. Arch Ophthalmol. 2005;123:1188-1197[PubMed]

37. Jonas JB, Fernandez MC, Naumann GO. Correlation of the optic disc size to glaucoma susceptibility. Ophthalmology. 1991;98:675-680[PubMed]

38. Bengtsson B. The alteration and asymmetry of cup and disc diameters. Acta Ophthalmol 1980; 58:726-732

39. Garway-Heath DF, Wollstein G, Hitchings RA. Aging changes of the optic nerve head in relation to open angle glaucoma. Invest Ophthalmol Vis Sci.2003;44:3382-3387[PubMed]

40. Balazsi AG, Rootman J, Drance SM, et al. The effect of age on the nerve fiber population of the human optiv nerve. Am J Ophthalmol. 1984; 97:760-766

41. Cavalloti C, Cavalloti D, Pescosolido N, et al. Age-related changes in rat optic nerve: morphological studies. Anat Histol Embryol. 2003; 32:12-16

42. Cavalloti C, Pacella E, Pescosolido N, et al. Age-related changes in the human optic nerve. Can J Ophthalmol. 2002; 37:389-394

43. Jonas JB, Gusek GC, Naumann GO. Optic disc morphometry in hich myopia. Graefes Arch Clin Exp Ophthalmol. 1988; 226:587-590

44. Jonas JB, Budde WM. Optic nerve damage in highly miopic eyes with chronic open-angle glaucoma. Eur J Ophthalmol.2005; 15:41-47

45. Mitchell P, Hourihan F, Sandbach J, et al. The relationship between glaucoma and myopia: the Blue Mountains Eye Study. Ophthalmology. 1999; 106:2010-2015

46. Wu SY, Nemesure B, Leske MC,. Refractive errors in a black adult population: the Barbados Eye Study. Invest Ophthalmol Vis Sci. 1999; 40:2179.2184

47. Airaksinen PJ, Drance SM, Douglas GR, et al (1994) Diffuse and localized nerve fiber loss in glaucoma, Ophthalmology 98: 566

48. Reacher M, Katz J et al. (1993) Quantitative grading of the nerve fiber layer, Ophthalmology 100: 1800

49. Morrison JC, Pollack IP(2003) Science and practice, Evaluating the nerve fiber layer, Thieme Verlag 12: 114- 123

50. Jonas JB, Müller-Bergh JA, Schlötzer- Schrehardt UM, et al. Histomorphometry of the human optic nerve. Invest Ophthalmol Vis Sci. 1990; 31:736-744[PubMed]

51. Jonas JB, Naumann GO, Pits of the optic papilla in large optic nerve papillae. Papillometric characteristics in 15 eyes. Klin Monatsbl Augenheilkd. 1987; 191:287-291[PubMed]

52. Jonas JB, Schmidt AM, Müller-Bergh JA, et al. Human optic nreve fiber count and optic disc size. Invest Ophthalmol Vis Sci. 1992; 33: 2012-2018

53. Jonas JB, Zäch FM, Gusek GC, et al. Pseudoglaucomatous physiologic large cups. Am J Ophthalmol 1989; 107:137-144[PubMed]

54. Mikelberg FS, Ydegiligne HM, White VA, et al. Relation between optic nerve axon number and axon diameter to scleral canal area. Ophthalmology. 1991; 98:60-63[PubMed]

55. Yucel YH, Gupta N, Kalichman MW, et al. Relationship of optic disc topography to optic nerve fiber number in glaucoma. Arch Ophthalmol. 1998; 116:493-497[PubMed]

56. Quigley HA, Coleman AL, Dorman- Pease ME. Larger optic nerve heads have more nerve fibers in normal monkey eyes. Arch Ophthalmol. 1991; 109:1441-1443[PubMed]

57. Savini G, Zanini M, Carelli V, et al. Correlation between retinal nerve fibre layer thickness and optic nerve head size: an optical coherence tomography study. Br. J Ophthalmol . 2005; 89:489-492[PubMed]

58. Funaki S, Shirakashi M, Abe H. Relation between size of optic disc and thickness of retinal nerve fibre layer in normal subjects. Br J Ophthalmol. 1998; 82: 1242-1245

59. Göbel W. (2003) Messung der Nervenfaserschichtdicke der Netzhaut, Augenärztliche Diagnostik, Thieme Verlag 2007

60. Vollstein G, Panescu LA, Fujimoto JG Ultrahighresolution optical coherence tomogaphy in glaucoma. Opthalmologie 112 (2): 229

61. Budde WM, Jonas JB (2000) Online Journals of Ophthalmology

62. Ralf- Dieter Hilgers, Peter Bauer, Viktor Scheiber: Einführung in die Medizinische Statistik, 2. Auflage, 2006, 165-172 Springer Verlag

63. Jürgen Janssen, Wilfried Laatz: Statistische Datenanalyse mit SPSS für Windows .8. Auflage, 2007, 246 Springer Verlag

64. Jonas JB, Budde WM, Panda- Jonas S (1999) Opthalmoscopic evaluation of the optic nerve head. Surv Ophthalmol 43(4) : 293- 320

65. Jonas JB, Papastathopoulos K. Ophthalmoscopic measurement of the optic disc. Ophthalmology. 1995; 102:1102-1106[PubMed]

66. Spencer AF, Vernon SA. Optic disc measuremnet: a comparison of indirect ophthalmoscopic methods. Br J Ophthalmol. 1995; 79:910-915[PubMed]

67. Jonas JB, Mardin CY, Gründler AE. Comparison of measurements of neuroretinal rim area between confocal laser scanning tomography and planimetry of photographs. Br J Ophthalmol. 1998; 82:362-366[PubMed]

68. Ansari-Shahrezaei S, Stur M. Magnification characteristics of a +90-diopter double-aspheric fundus examination lens. Invest Ophthalmol Vis Sci. 2002;43:1817-1819[PubMed]

69. Bengtsson B, Krakau CE. Correction of optic disc measurements on fundus photographs. Graefes Arch Clin Exp Ophthalmol. 1992;230:24-28[PubMed]

70. Bennett AG, Rudnicka AR, Edgar DF. Improvements on littmanns method of determining the size of retinal features by fundus photography . Graefes Arch Clin Exp Ophthalmol. 1994;232:361-367[PubMed]

71. Garway-Heath DF, Rudnicka AR, Lowe T, et al. Measurement of optic disc size: equivalence of methods to correct for ocular magnification. Br J Ophthalmol. 1998;82:1118-1124[PubMed]

72. Arnold JV, Gates JW, Taylor KM. Possible errors in the measurement of retinal lesions. Invest Ophthalmol Vis Sci. 1993; 34:2576-2580[PubMed]

73. Orgul S, Cioffi GA, Bacon DR, et al. Sources of variability of topometric data with a scanning laser ophthalmoscope. Arch Ophthalmol. 1996;114:161-164[PubMed]

74. Pach J, Pennell Do, Romano PE. Optic disc photogrammetry: magnification factors for eye position, centration and ametropias, refractive and axia; and their application in the diagnosis of optic nerve hypoplasia. Ann Ophthalmol. 1989;21:454-462[PubMed]

75. Orgul S, Cioffi GA, Van Buskirk EM. Variability of contour line alignment on sequential images with the Heiderberg Retina Tomograph. Graefes Arch Clin Exp Ophthalmol. 1997;235:82-86[PubMed]

76. Swindale NV, Stjepanovic G, chin A, et al. Automated analysis of normal and glaucomatous optic nerve head topography images. Invest Ophthalmol Vis Sci. 2000;41:1730-1742[PubMed]

77. Hoffmann EM, Medeiros FA, et al. Agreement among three optical imaging methods fort he assessment of optic disc topography. Ophthalmology. 2005

78. Medeiros FA, Zangwill LM, Bowd C, et al. Evaluation of retinal nerve fiber layer, optic nerve head, and macular thickness measurements for glaucoma detection using optical coherence tomography. Am J Ophthalmol. 2005;139:44-55[PubMed]

79. Schuman JS, Wollstien G, Farra T, et al. Comparison of optic nerve maesuremnets obtained by optical coherence tomography and confocal scanning laser ophthalmoskopy. Am J Ophthalmol. 2003;135:504-512[PubMed]

80. Kaushik S, Pandav SS, Ichhpujani P, Gupta A (2009) Fixed diameter scan protocol preferable for retinal nerve fiber layermeasurement by optical coherence tomography in all sizes of optic discs. Br J Ophthalmol (Epub ahead of print)

81. Leung CK, Cheung CY, Lin D, Pang CP, Lam DS, Weinreb RN (2008) Longitudinal variability of optic disc and retinal nerve fiber layer measurements Invest Ophthalmol 49: 4886- 4892

82. Menke MN, Knecht P, Sturm V, Dabov S, Funk J (2008) Reproducibility of nerve fiber layer thickness measurements using 3D fourier- domain *OCT* Invest Ophthalmol Vis Sci 49(12): 5386-591

83. Blumenthal EZ, Wiliams JM, Weinreb RN, Girkin CA, Berry CC, Zangwill RM (2000) Reproducibility of nerve fiber layer thickness measurements by use of optical coherence tomography. Ophthalmology. 107: 2278- 2282

84. Budenz DL, Budenz DL, Chang RT, Huang X, Knighton RW, Tielsch JM (2005) Reprodicibility of retinal nerve fiber layer thickness measurements using the Stratus *OCT* in normal and glaucomatous eyes.Invest Ophthalmol Vis Sci. 46:2440-2443

85. Carpineto P, Ciancalglini M, Zuppardi E, Falconio G, Doronzo E, Mastropasqua L. (2003) Raliability of nerve fiber layer thickness measurements using optical coherence tomography in normal and glaucomatous eyes. Opthalmology. 110:190-195

86. Gyatsho J MD, Kaushik S MD, Gupta AMD, Pandav SS MD, Ram J (2008) Retinal nerve fiber layer thikness in normal, ocular hypertensive and glaucomatous indian eyes 17 (2):122- 127

87. Leung CKS, Chan W, Yung W, et al. (2005) Comparison of macular and peripapillary measurements for the detektion of glaucoma: an Optical Coherence Tomography Study. Ophthalmology. 112:391-400, Bibliographic Links

88. Wollstein G, Ishikawa H, Wang J, et al. (2005) Comparison of three optical coherence tomography scanning areas for detection of glaucomatous damage. Am J Ophthalmol. 139:39-43.Bibliographic Links

89.Medeiros FA, Zangwill LM, Bowd C, et al. (2005) Evaluation of retinal nerve fiber layer, optic nerve head, and macular thickness measurements for glaucoma detection using optical coherence tomography. Am J Ophthalmol. 139:44-55. Bibliographic Links

90.Medeiros FA, Zangwill LM, Bowd C, et al. (2004) Comparison of the GDx VCC scanning laser polarimeter, HRT II confocal scanning laser ophthalmoskope, and stratus *OCT* optical coherence tomograph for the detection of glaucoma. Arch Ophthalmol. 122:827-837. Ovid Full Text Bibliographic Links

91. Budenz DL, Chang RT, Huang X, et al.(2005) Reproducibility of retinal nerve fiber thickness measurements using the Stratus *OCT* in normal and glaucomatous eyes. Invest Ophthalmol Vis Sci. 45:2440-2443.

92.Budenz DL, Michael A, Chang RT, et al. (2005) Sensitivity and specifity of the Stratus *OCT* for perimetric glaucoma. Ophthalmology. 112:3-9. Bibliographic Links

93.Choi MG, Han M, Kim YI, et al. (2005) Comparison of glaucomatous parameters in normal, ocular hypertensive and glaucomatous eyes using optical coherence tomography. Korean J Ophthalmol. 19:40-46.

94.Bourne RR, Mederios FA, Bowd C, et al. (2005) Comparability of retinal nerve fiber layer thickness measurements of optical coherence tomogrphy instruments. Invest Ophthalmol Vis Sci. 46:1280-1285. Bibliographic Links

95. Chen HY, Huang ML. (2005) Diskrimination between normal and glaucomatous eyes using Stratus optical coherence tomography in Taiwan Chinese subjects. Graefe's Arch Clin Exp Ophthalmol. 243:894-902. Bibliographic Links

96. Anton A, Moreno- Montanes J, Bla´zquez F, Aivarez A, Belen PhD, Molina B (2007) Usefulness of optical coherence tomography parameters of the optic disc and the retinal nerve fiber layer to differentiate glaucomatous, ocular hypertensive and normal eyes; Ophthalmol 16. 1-8

97. El- Dairi Ma, Asrani SG, Enyedi LB, Freedman SF(2009) Optical coherence tomography in the eyes of normal children, Arc Ophthalmol 127(1): 50-58

98.Samarawickrama C, Wang XY, Huyn SC, Burlutsky G, Stapleton F, Mitchell P (2007) Effect of refraction and axial length on childhood optic disc parameters measured by optical coherence tomography. Am J Ophthalmol 144(3): 459- 461

99. Dickens CK, Hoskins HD (1996) Diagnosis and treatment of congenital glaucoma. In Ritch R, Shields MB, Krupin T, eds. The Glaucomas, 2end edn. Mosby, St. Louis: 739-749

100. Jaafer MS, Care of the infantile glaucoma patient (1988) In: Reinecke RD, ed. Ophthalmology Annual. Raven , New York: 15-28

11. Danksagung

PD Dr. Med. Isabel Oberacher- Velten für die Überlassung des Themas, die hervorragende und ausdauernde Betreuung meiner Dissertation und die gründliche Durchsicht der Arbeit,

Prof. Dr. Med. Horst Helbig für die Möglichkeit, die Studie in der Klinik und Poliklinik für Augenheilkunde der Universität Regensburg durchzuführen,

PD Dr. Med. Agnes Renner und PD Dr. Med. Tina Dietrich für die Hilfe bei der Untersuchung der Patienten und bei dem Umgang mit den Geräten,

Petra Bauer, Karin Heinfling und Günther Schuch für die hervorragende Hilfe bei der durchführung der *OCT-* Aufnahmen der Opticuspapille,

Elke Zimmet für die Hilfsbereitschaft bei organisatorischen Fragen

und schließlich meinem Freund Tobias Fikentscher, meinen Eltern Kalinka und Plamen Cvetkovi und meinem Bruder Yordan Cvetkov für die großartige Unterstützung.

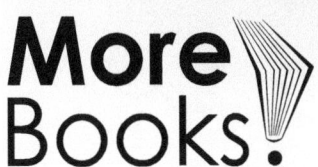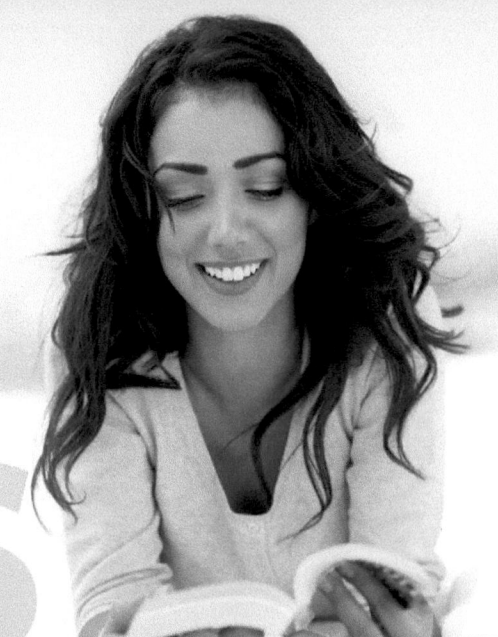

i want morebooks!

Buy your books fast and straightforward online - at one of world's fastest growing online book stores! Environmentally sound due to Print-on-Demand technologies.

Buy your books online at
www.get-morebooks.com

Kaufen Sie Ihre Bücher schnell und unkompliziert online – auf einer der am schnellsten wachsenden Buchhandelsplattformen weltweit! Dank Print-On-Demand umwelt- und ressourcenschonend produziert.

Bücher schneller online kaufen
www.morebooks.de

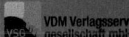 VDM Verlagsservicegesellschaft mbH
Heinrich-Böcking-Str. 6-8   Telefon: +49 681 3720 174   info@vdm-vsg.de
D - 66121 Saarbrücken   Telefax: +49 681 3720 1749   www.vdm-vsg.de

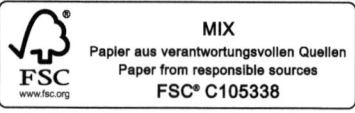

Printed by Books on Demand GmbH, Norderstedt / Germany